心血管外科诊疗常规

（2019年版）

张兆光　孙立忠　主　　编
北京医师协会　组织编写

中国健康传媒集团
中国医药科技出版社

内 容 提 要

本书是一本关于临床心血管外科医师日常工作的指导用书，根据原卫生部《医师定期考核管理办法》的要求，由北京医师协会组织全市心血管外科专家、学科带头人及中青年业务骨干共同编写而成，介绍了心血管外科医师日常工作的基本知识和技能。体例清晰、明确，内容具有基础性、专业性、指导性及可操作等特点，既是心血管外科医师应知应会的基本知识和技能的指导用书，也是北京市心血管外科领域执业医师“定期考核”业务水平的唯一指定用书。本书适合广大执业医师、在校师生参考学习。

图书在版编目（CIP）数据

心血管外科诊疗常规 / 张兆光，孙立忠主编. —2 版. —北京：中国医药科技出版社，2020.5

（临床医疗护理常规：2019 年版）

ISBN 978-7-5214-1779-1

Ⅰ. ①心…　Ⅱ. ①张…②孙…　Ⅲ. ①心脏外科学-诊疗②血管外科学-诊疗　Ⅳ. ①R654

中国版本图书馆 CIP 数据核字（2020）第 070823 号

美术编辑　陈君杞
版式设计　易维鑫

出版　**中国健康传媒集团 | 中国医药科技出版社**
地址　北京市海淀区文慧园北路甲 22 号
邮编　100082
电话　发行：010-62227427　邮购：010-62236938
网址　www.cmstp.com
规格　787×1092mm　1/16
印张　9 1/4
字数　197 千字
初版　2013 年 5 月第 1 版
版次　2020 年 5 月第 2 版
印次　2020 年 5 月第 1 次印刷
印刷　三河市航远印刷有限公司
经销　全国各地新华书店
书号　ISBN 978-7-5214-1779-1
定价　59.00 元

《临床医疗护理常规（2019年版）》
编委会

《心血管外科诊疗常规（2019年版）》编委会

主　　编　张兆光（首都医科大学附属北京安贞医院）

　　　　　孙立忠（首都医科大学附属北京安贞医院）

副 主 编　马维国（首都医科大学附属北京安贞医院）

　　　　　李建荣（首都医科大学附属北京安贞医院）

专家委员（以姓氏笔画为序）

王　巍（中国医学科学院阜外心血管病医院）

尤　斌（首都医科大学附属北京安贞医院）

刘迎龙（首都医科大学附属北京安贞医院）

许尚栋（首都医科大学附属北京安贞医院）

许建屏（中国医学科学院阜外心血管病医院）

孙立忠（首都医科大学附属北京安贞医院）

孙凌波（北京大学第三医院）

孙寒松（中国医学科学院阜外心血管病医院）

苏丕雄（首都医科大学附属北京朝阳医院）

杨传瑞（首都医科大学附属北京友谊医院）

李伯君（中国人民解放军总医院）

李晓峰（首都医科大学附属北京儿童医院）

肖　峰（北京大学第一医院）

吴明营（首都医科大学附属北京同仁医院）

吴清玉（北京华信医院）

宋云虎（中国医学科学院阜外心血管病医院）

张兆光（首都医科大学附属北京安贞医院）

张健群（首都医科大学附属北京安贞医院）

苗　齐（中国医学科学院北京协和医院）

罗　毅（首都儿科研究所附属儿童医院）

孟　旭（首都医科大学附属北京安贞医院）

高长青（中国人民解放军总医院）

徐　东（首都医科大学宣武医院）

黄方炯（首都医科大学附属北京安贞医院）

解基严（北京大学第三医院）

编写人员 （以姓氏笔画为序）

毛　斌（首都医科大学附属北京安贞医院）

邢晓燕（首都医科大学附属北京安贞医院）

许尚栋（首都医科大学附属北京安贞医院）

贡　鸣（首都医科大学附属北京安贞医院）

苏俊武（首都医科大学附属北京安贞医院）

李京倖（首都医科大学附属北京安贞医院）

孟　旭（首都医科大学附属北京安贞医院）

胡海瓯（首都医科大学附属北京安贞医院）

韩　杰（首都医科大学附属北京安贞医院）

焦　瑞（首都医科大学附属北京安贞医院）

Foreword

序 言

为适应现代医疗卫生事业的发展需要，及时更新医学知识，北京医师协会 2018 年 10 月决定对北京市《临床医疗护理常规（2012 年版）》的内容进行补充修订。北京医师协会与北京地区 52 个专科医师分会组织医学专家和业务骨干，以现代医学理论为指导，致力于促进北京地区医疗质量与患者安全的持续改进和提高。经过有关专科医师分会和专家的共同努力，修编后的《临床医疗护理常规（2019 年版）》内容更加丰富，相关知识、技能更加先进，更能满足北京地区临床一线医师的需求。作为北京市各级各类医疗机构医务人员日常医疗护理工作规范，各类专科医师应知应会的基本知识与技能，北京市执业医师定期考核唯一指定用书，《临床医疗护理常规（2019 年版）》必将有效地帮助医疗机构提高工作质量，规范医疗行为，维护医务人员合法权益，推动北京地区临床医疗护理工作的持续改进和提高，为实现健康中国的宏伟目标作出积极的贡献。

在此，也向积极参与《临床医疗护理常规（2019 年版）》修编工作的各位专家和业务骨干表示衷心的感谢。

郭积勇

2019 年 12 月

《临床医疗护理常规（2019年版）》
修编说明

2012年3月北京医师协会受北京市原卫生局委托，组织北京地区35个专科医师分会的医学专家和业务骨干，以现代医学理论为指导，结合北京地区临床实践经验，对《临床医疗护理常规（2002年版）》进行了认真修编，推出了《临床医疗护理常规（2012年版）》。

《临床医疗护理常规（2012 年版）》是按照北京医师协会已经成立的各专科医师分会所涉及的医疗专业类别进行编写的。推出 7 年来，对提高各级各类医疗机构医疗质量，规范医护人员医疗行为，保障医务人员及患者安全方面发挥了重要作用。

随着我国医疗卫生事业的快速发展，涌现出许多新的医疗技术手段，北京医师协会的专科医师分会也由2012年的35个发展到目前的59个。为了更好地规范医疗服务行为，适应现代医疗卫生工作的需要，借鉴、吸收国内外先进经验，紧跟医学发展步伐，自2018年10月开始，北京医师协会组织专科医师分会对《临床医疗护理常规（2012年版）》有关内容进行补充修编，现共计推出33个专科的《临床医疗护理常规(2019年版)》。《临床医疗护理常规（2019 年版）》凝聚着有关专家和业务骨干的心血，是北京地区临床医疗护理工作的一份宝贵财富。

尚需说明：

1. 关于《临床医疗护理常规（2019年版）》的修编，内科医师分会、康复医学科医师分会、泌尿外科医师分会、烧伤科医师分会、耳鼻咽喉科医师分会认为本专科技术变化不大，未进行修编。原《儿科诊疗常规》分为《儿内科诊疗常规》和《儿外科诊疗常规》两册。由于北京医师协会近期成立了重症专科医师分会和疼痛专科医师分会，故本次修订增加了《重症医学科诊疗常规》和《疼痛科诊疗常规》，还增加了《男科诊疗常规》。全科医学医师分会提前对《全科医学科诊疗常规》进行了修订，已于2018年7月出版。老年专科医师分会于2017年成立后即出版了本专科的《老年医学诊疗常规》。

2. 为进一步完善北京市医师定期考核工作，保证医师定期考核工作取得实效，修编后的《临床医疗护理常规（2019 年版）》旨在积极配合专科医师制度的建设，各专科分册独立程度高、专业性强，为各专科医师提供了应知应会的基本知识和技能。《临床医疗护理常规（2019年版）》将成为各专科执业临床医师定期考核业务水平测试的重要内容。

3.《临床医疗护理常规（2019年版）》的修编仍然是一项基础性工作，目的在于为各级医护人员在临床医疗护理工作中提供应参照的基本程序和方法，以利于临床路径工作的开展，促进医学进展的学术探讨和技术改进。

4. 本次修编仍不含中医专业。

北京医师协会

2019年10月

Preface

前 言

《心血管外科诊疗常规（2019年版）》是在2012年版的基础上修订编写而成。在编写过程中，充分考虑到当前心血管外科的发展现状，对前一版的内容进行了调整补充：第一章先天性心脏及大血管疾病，在完全型大动脉转位、三尖瓣闭锁、单心室等章节中增加心脏移植的内容；第二章后天性心脏瓣膜病中增加了介入心脏瓣膜置换术的内容；第三章冠状动脉粥样硬化性心脏病中增加了选择性冠状静脉动脉化、胸部小切口CABG、Hybrid手术等方面的内容；第四章主动脉疾病中更为详细地总结了主动脉夹层的手术治疗方法；第五章心包及其他心脏疾病中更新了感染性心内膜炎的治疗指征；第七章心律失常的外科治疗中更新了心房颤动的外科治疗方法；第八章心脏移植中更新了心脏移植的适应证、禁忌证、供者入选标准、供者排除标准、术后早期主要并发症及处理、心脏移植术后并发症防治等多个内容；第九章心血管外科术后监护中增加了清醒ECMO、镇痛镇静、各种手术类型术后循环管理方案、枸橼酸钠抗凝剂使用参考手册等内容。

本书的编写，由北京医师协会心脏外科专家组进行了最终校审，在此表示衷心的感谢！由于临床工作繁忙，时间仓促，疏漏或不足之处在所难免，希望读者不吝赐教，提出宝贵意见或建议，以使本书不断完善，切实对心血管外科的临床工作起到规范和促进作用。

编 者

2019年10月

Contents

目 录

第一章　先天性心脏及大血管疾病

第一节　动脉导管未闭

动脉导管未闭是最常见的先天性心脏病之一，占所有先天性心脏病的 15%～21%。未闭的动脉导管一般位于主动脉峡部和主肺动脉分叉偏左肺动脉侧；少数右位主动脉弓患者，导管位于无名动脉根部远端主动脉和右肺动脉之间。导管可分为管型、漏斗型、窗型、哑铃型和动脉瘤型等类型。导管直径一般为 0.5～2.0cm，大于 2.0cm 者少见。

【诊断标准】

1. 症状

临床表现及病程发展因导管的粗细、分流量的大小而不同。轻者可无症状，重者，有发育迟缓，活动后心悸、气短、多汗、乏力等症状；当出现肺动脉高压并进行性加重时，可出现发绀、咯血、声音嘶哑等症状。

2. 体征

胸骨左缘第 2 肋间可扪及收缩期震颤，闻及连续性机器样杂音，向左锁骨上窝传导。婴幼儿动脉导管未闭的杂音常不典型，有时仅有收缩期杂音，或听不到杂音。当合并其他心脏畸形时，导管未闭的杂音可被掩盖。典型动脉导管未闭病例可有周围血管征，如水冲脉、毛细血管搏动征及枪击音等。当出现右向左分流时，可出现差异性发绀。

3. 辅助检查

(1) X 线胸片(心脏远达位)　肺血增多、主动脉结增大、肺动脉段突、左心室扩大、心胸比例增大。

(2) 心电图　可表现为正常、左心室肥厚、双室肥厚，甚至右心室肥厚。

(3) 超声心动图　可发现左心室负荷过重。彩色多普勒可见主肺动脉分叉处与主动脉间的分流束。应注意是否合并其他复杂心内畸形。

(4) 右心导管　适用于重度肺动脉高压、诊断不明或合并其他心内畸形的患者。可发现肺动脉内血氧含量超过右心室水平，右心导管可通过未闭动脉导管入主动脉，肺动脉压力升高。

4. 鉴别诊断

需与主动脉–肺动脉间隔缺损、冠状动脉–静脉瘘、主动脉窦瘤破裂、室间隔缺损合并主动脉瓣关闭不全相鉴别。

【治疗原则】

1. 手术适应证

婴儿未闭动脉导管有可能自行闭合。其他绝大多数患者一旦发现，即应进行治疗。

2. 治疗方法

(1) 非体外循环　经左侧第三或第四肋间进胸，或经胸膜外入路，显露动脉导管，采用直接结扎、切断缝合的方法，闭合未闭的动脉导管。

(2) 体外循环　适用于大龄患者、合并其他心内畸形者或导管粗大者。在体外循环下，经主肺动脉直接缝合动脉导管，或者用补片闭合。

(3) 介入封堵　适合于漏斗型或管型的动脉导管。

第二节　肺动脉瓣狭窄

肺动脉瓣狭窄占先天性心脏病的8%～10%。多数伴有漏斗部狭窄或漏斗部肌束肥厚。此病的病理解剖特点为三个瓣叶互相粘连或融合成圆顶状，融合的交界常与肺动脉壁互相粘连。这是球囊扩张等介入疗法效果不满意的常见原因。

依据病情的轻重分为：轻型，右心室收缩压＜60mmHg；中型，61～120mmHg；重型，121～180mmHg；极重型，右心室收缩压＞180mmHg。

【诊断标准】

1. 症状

病状轻重与肺动脉瓣狭窄程度有密切关系。重者在新生儿时期即出现烦躁不安、心动过速等。伴卵圆孔未闭或房间隔缺损者可出现发绀及低氧血症。30%～40%的患者无明显症状。某些患者有运动后心前区疼痛。

2. 体征

肺动脉瓣区闻及喷射性收缩期杂音，常伴震颤，肺动脉瓣区第二音减弱或消失。重症成人可因右心衰竭呈现颈静脉怒张、腹水等体征。

3. 辅助检查

(1) X线胸片(心脏远达位)　肺血管细小、肺纹理减少，右心室增大，主肺动脉扩张。

(2) 心电图　电轴右偏，右心室肥厚或劳损，或不完全右束支传导阻滞。

(3) 超声心动图　彩色多普勒可准确判断肺动脉增厚的程度，瓣口大小，开放程度，瓣环大小，肺动脉干狭窄后扩张程度，右心室肥厚与否，有无继发性右心室流出道狭窄或其他心内畸形等，还可测定右心室与肺动脉之间的压差，判断病情轻重。

(4) 右心导管检查　除介入治疗外，现已较少用于诊断。可直接测量右心室–肺动脉压力阶差，推算出瓣口面积，判断狭窄程度。

4. 鉴别诊断

需与室间隔缺损、房间隔缺损、法洛四联症、三尖瓣下移相鉴别。

【治疗原则】

本病的一个主要特征是肺动脉瓣三个瓣叶的交界瓣缘部分粘连，但这并非唯一的病变。多数患者合并不同程度的右心室流出道狭窄，有些合并其他心内畸形，瓣膜与肺动脉壁、交界与肺动脉壁的粘连尤为常见。体外循环、心内直视手术能彻底充分地纠正病变。肺动脉瓣球囊扩张术适应证的选择，技术规范和中远期疗效仍有待进一步探讨与观察。

1. 手术适应证

(1) 患者如无明显临床症状，心电图正常，X线检查心影正常，或超声心动图测定的右心室与肺动脉压力阶差＜40mmHg，无须特殊治疗，应定期进行随诊观察。

(2) 症状明显，心电图或X线显示右心室肥大，右心室与肺动脉收缩期压力阶差超过40mmHg，或右心室收缩压超过50～70mmHg，应进行手术治疗。

2. 治疗方法

(1) 体外循环心内直视手术矫正畸形。

(2) 球囊扩张：单纯的瓣膜狭窄。

3. 手术要点

(1) 瓣叶交界切开应该彻底。常因交界与肺动脉壁的粘连影响此操作，则应先行将交界与肺动脉壁的粘连仔细游离。

(2) 流出道常有继发肥厚的异常肌束。必须常规探查，彻底疏通。合并的瓣环狭窄也应处理，必要时进行补片加宽术。最终应使肺动脉瓣环有足够大小(成人直径大于 1.6cm，儿童及婴幼儿按体重体表面积标准，大于 1～2 号，儿童为 1.3cm，婴幼儿为 0.7～1.0cm)。

第三节　房间隔缺损

一、继发孔型房间隔缺损

心房间隔缺损是在胚胎发育过程中，原始心房间隔在发生、吸收和融合时发育异常，在左、右心房之间仍残存缺口称为继发孔型房间隔缺损，占先天性心脏病的 10%～20%，女性多见，在成人先天性心脏病中占首位。可单独存在或为复杂畸形中的一个组成部分。缺损大小、部位、数目可有较大差异，多数为单一缺损，直径 1.0～4.0cm，偶见多个小缺损或筛孔状缺损，缺损部位多为中央型，其次为下腔型，上腔型少见(又称静脉窦型缺损)，还有混合型者。

【诊断标准】

1. 症状

患者可无任何症状，或有活动后心悸、气短等症状。晚期发绀是重度肺动脉高压，心房水平右向左分流导致的结果。

2. 体征

肺动脉瓣区第二心音分裂，胸骨左缘第二至三肋间可闻及柔和的收缩期杂音。

3. 辅助检查

(1) X 线胸片(心脏远达位)肺血多，右心房、右心室增大，肺动脉段突出。

(2) 心电图　可有电轴右偏，不完全性右束支传导阻滞，右心室肥厚。

(3) 超声心动图　可见右心容量负荷过重，房间隔连续中断。

(4) 右心导管及造影　目前仅用于重度肺动脉高压的患者。可确定诊断，并计算分流量、肺动脉压力与阻力等数据。

4. 鉴别诊断

需与部分型心内膜垫缺损和肺静脉畸形引流相鉴别。

【治疗原则】

1. 手术适应证和禁忌证

房间隔缺损自然闭合的可能性很小。手术用于各种类型房间隔缺损的治疗。较大缺损在确诊后即应手术治疗。很小的缺损，如杂音不明显，可随诊观察。对成年房间隔缺损患者，除了检查证明已有房水平右向左分流出现发绀者，提示肺循环阻力已明显升高，不宜手术外，其他均应进行治疗。

2. 手术要点

(1) 体外循环下行房间隔缺损缝合或补片修补。心内手术操作时间充足，操作确切，同时可处理各种合并的心内畸形。心脏可以停跳，也可以不停跳。

(2) 也可采用左侧卧位右侧开胸小切口，在体外循环下进行房缺修补术。

(3) 介入治疗　适用于年龄＞3 岁、直径小于 30mm、上下边缘大于 5mm 的中央型缺损。

二、原发孔型房间隔缺损

原发孔型房间隔缺损占房间隔缺损的 6%，占先天性心脏病的 0.2%。缺损的下缘为心内膜垫。单纯原发孔型缺损应无房室瓣裂。如有瓣裂者则称部分型心内膜垫缺损（见本章第四节）。

【诊断标准】

1. 症状与体征

本病的症状、体征与继发孔型房间隔缺损相似。

2. 辅助检查

(1) X 线胸片（心脏远达位）　肺血多，肺动脉高压征象及心脏扩大。

(2) 心电图　可有Ⅰ度房室传导阻滞，电轴左偏。

(3) 超声心动图　可发现房水平左向右分流，右心负荷过重，可见低位的房间隔缺损。有时可见房室瓣有切迹。

(4) 右心导管和心室造影　目前仅用于合并重度肺高压的患者及诊断不明的情况。

3. 鉴别诊断

应与Ⅱ孔型房间隔缺损、室间隔缺损相鉴别。

【治疗原则】

1. 手术适应证

宜在学龄前矫治。如房间隔缺损较大或合并其他心内畸形，更宜早期手术。

2. 手术要点

体外循环下，切开右心房，取自体心包或涤纶片进行缺损修补。冠状静脉窦开口可置于右心房或左心房，应注意避免损伤房室传导系统。

第四节　心内膜垫缺损

心内膜垫缺损又称房室间隔缺损、房室管畸形和共同房室通道等，占先天性心脏病 3%～7%。其主要病变为房室瓣上下间隔发育不全或缺如，是从原发孔房间隔缺损到合并巨大室间隔缺损所构成的一组复合畸形。其他病理特征有房室瓣畸形，单纯原发孔房间隔缺损，主动脉上升前移，左心室流入道缩短，流出道延长。分为部分型与完全型两种类型。

(1) 部分型心内膜垫缺损　特点是低位原发孔房间隔缺损，可伴房室瓣畸形，分为：①单纯性原发孔房间隔缺损，呈半月形，上缘为二、三尖瓣附着在室上嵴上的瓣环，上缘为弧状，无房室瓣关闭不全；②原发孔房间隔缺损合并二尖瓣前叶裂和（或）三尖瓣隔叶裂；③共同心房：整个房间隔缺如，即单心房。

(2) 完全型心内膜垫缺损　解剖特征是房间隔缺损和室间隔缺损并存，合并房室瓣畸形（分为 Rastelli A、B、C 三型）。

【诊断标准】

1. 症状

可有心悸、气短、头痛、胸痛、易感冒、发育迟缓等。完全型者可有发绀。

2. 体征

消瘦，肺动脉瓣区第 2 音亢进，固定分裂。胸骨左缘第 2～3 肋间闻及Ⅲ/6 级以上收缩期杂音，心尖部闻及收缩期杂音。

3. 辅助检查

(1) X 线片　肺血多。

(2) 心电图　绝大多数表现为电轴左偏(或正常)；aVF 主波向下；Ⅰ度房室传导阻滞。

(3) 超声心动图　原发孔房间隔回声脱失，可明确房间隔缺损的部位、大小，二尖瓣裂情况；室间隔回声脱失，可同时确定室间隔缺损的部位、大小，部分二、三尖瓣或共同房室瓣分组等。

(4) 心导管＋心脏造影　右心房、室血氧饱和度增加，心导管通过房间隔的水平较低，造影可以明确诊断。左心室造影时可于舒张期看到左心室流出道变长的“鹅颈征”。

4. 鉴别诊断

需与Ⅱ孔型房间隔缺损、室间隔缺损相鉴别。

【治疗原则】

1. 手术适应证

(1) 部分型心内膜垫缺损　症状轻微及检查病变不显著者可择期手术。症状重、心影增大者宜尽早手术。

(2) 完全型心内膜垫缺损　症状及体征均呈进行性发展，宜在 2 岁以内手术。

2. 手术要点

胸骨正中或右侧切口，体外循环下经右心房切口行瓣膜成形、以补片闭合房间隔原发孔缺损及室间隔缺损。修补房、室间隔缺损时，应注意传导束位置。手术后可用心室内注水法或经食管超声心动图判断房室瓣的闭合情况。

第五节　室间隔缺损

先天性室间隔缺损，是一种由心室间隔部位的异常交通，造成室水平血液左向右分流的先天性心脏畸形，占先天性心血管畸形的 12%～20%。

解剖分型：①膜部缺损(亚型：单纯膜部缺损、膜周型缺损、隔叶后型缺损)；②漏斗部缺损：位于圆锥间隔上(分为嵴内型、干下型两个亚型)；③肌部缺损：多位于心尖部和调节束后方，可多发。室间隔缺损按大小分为大室间隔缺损(其直径等于主动脉口的直径)、中等室间隔缺损(口径为主动脉口径的 1/3～2/3)、小室间隔缺损(其口径小于主动脉口径的 1/3)。

当室间隔缺损伴肺动脉高压时，按肺动脉收缩压/主动脉收缩压(或周围动脉收缩压)之比值分三级：轻度肺动脉高压，其比值≤0.45；中度为 0.45～0.75，重度为＞0.75。按肺血管阻力分为：轻度肺动脉高压＜7Wood/m^2；中度 8～10Wood/m^2；重度＞10Wood/m^2。1 个 Wood＝80 达因·秒/cm^5。

【诊断标准】

1. 症状

因缺损大小和分流大小而不同。一般表现易上感、咳嗽、发热。大的室间隔缺损早期分流大，易合并肺炎、心衰、活动后心悸、气短、伴肺动脉高压，晚期产生双向或右向左分流则出现活动后发绀或持续口唇发绀、咯血，慢性右心衰表现。

2. 体征

典型者在胸骨左缘第 3 至 4 肋间可闻及全收缩期喷射性杂音，伴震颤，P_2 亢进。

3. 辅助检查

(1) X 线胸片（心脏远达位）缺损直径小者，胸片心影正常，肺血不增加，缺损直径大，分流量大者，则有心影扩大，左心室扩大，主动脉结大，肺动脉段平直或突出，肺纹理增多。

(2) 心电图　可正常。中等以上典型室间隔缺损多为电轴左偏，左心室肥厚。如合并重度肺动脉高压，心电图可为双室肥厚乃至右心室肥厚。

(3) 超声心动图　可以确诊。可了解室间隔缺损部位、大小，并可初步估测肺动脉压。

(4) 心导管或造影　目前仅用于合并重度肺高压的患者。可准确提供心脏各部位的压力、血氧饱和度及分流量、肺动脉阻力等数据，还可发现合并的其他心内畸形。

4. 鉴别诊断

应与肺动脉瓣狭窄、房间隔缺损、心内膜垫缺损、动脉导管未闭及主动脉–肺动脉间隔缺损等相鉴别。

【治疗原则】

1. 婴儿期手术

室间隔缺损直径大者，新生儿或婴儿期分流量大，合并顽固心衰和肺功能不全，危及生命，药物治疗无效时应及时手术治疗。

2. 幼儿期手术

大的室间隔缺损反复肺部感染合并心衰，肺动脉压/体动脉压比值≥0.75，仍以左→右分流为主，2 岁以内应及时手术治疗。

3. 择期手术

对于缺损小、无症状或症状轻、无肺动脉高压、肺循环/体循环血流之比值 2:1、超声心动图测定的室缺直径在 0.3～0.5cm、位于三尖瓣隔叶后或膜部的患者，由于 3 岁以内部分患者有自然闭合的可能，可以定期观察。如 3 岁以后仍无变化或症状加重应手术治疗。

4. 室缺合并重度肺高压

以动力性肺高压为主，安静时无发绀，活动后方出现，动脉血氧饱和度＞90%，肺循环/体循环血流量比值（Qp/Qs）＞1.3，超声心动图提示双向分流，以左→右为主，术前经扩血管药物治疗，吸氧 2 月左右，心导管检查均提示全肺阻力下降，室水平左→右分流量增加，仍应手术治疗。

5. 手术的禁忌证

(1) 休息时仍有发绀，杵状指，心前区杂音消失；P_2 亢进，分裂。

(2) X 线胸片（心脏远达位）心影呈向心性缩小，肺动脉段突出。右下肺动脉鼠尾状改变，外带肺野纹理几近消失。

(3) 右心导管示右→左分流为主，经靶向药物治疗后，全肺阻力＞10 Wood/m^2，肺循环/体循环阻力比值＞0.75，血氧饱和度仍达不到 90%。

6. 手术要点

胸骨正中或右侧小切口，体外循环下行室间隔缺损闭合术，心脏可以不停跳。膜部偏后的缺损可经右心房切口闭合，干下型缺损伴肺动脉扩张者可经肺动脉切口闭合，其余缺损均可经右心室切口闭合。

术中应注意仔细解剖游离缺损的边缘，三尖瓣隔叶与缺损的粘连部分必须分离显露清楚。根据缺损的大小及周边组织情况，决定直接缝合或补片闭合。一般较小缺损（直径小于 5mm）可用数针褥式缝合闭合，较大缺损多宜采用补片闭合法。如伴有较重度肺动脉高压。可采用带有单向活瓣的补片修补室间隔缺损。

主要的术后并发症包括：室间隔残余分流、房室传导阻滞、主动脉瓣关闭不全及三尖瓣关闭不全等。

7. 介入治疗

目前，一部分膜周部和肌部室间隔缺损可通过介入技术进行治疗。但其技术成功率不及外科手术，存在一定的技术难度和并发症发生率，治疗费用较外科手术高，远期疗效有待观察，适应证选择应从严。

第六节　法洛四联症

法洛四联症（TOF）是我国常见的先天性心脏畸形之一，占先天性心脏病的 12%～14%。其病理解剖特点是：高位室间隔缺损、主动脉骑跨、右心室流出道狭窄与右心室肥厚。目前认为法洛四联症是由特征性室间隔缺损和右心室流出道狭窄组成的一种特殊畸形。

【诊断标准】

1. 症状

(1) 发绀多在出生后 3～6 个月出现，运动或哭闹后加重。

(2) 呼吸困难和活动耐力差，缺氧发作时导致昏迷和抽搐，可危及生命。

(3) 喜蹲踞。

(4) 成人四联症可合并高血压（与肾缺氧致肾素分泌增加有关），可并发脑脓肿、脑栓塞、亚急性细菌性心内膜炎和肺结核。

2. 体征

发育缓慢、杵状指（趾）、发绀，胸骨左缘 2～4 肋间可闻及收缩期喷射性杂音，随着右心室流出道狭窄加重，杂音相应减弱。如肺动脉闭锁则杂音可消失。如胸骨左缘杂音最响，应怀疑左肺动脉缺如。胸骨左缘第 2～3 肋间的第 2 心音（主动脉瓣第 2 心音），在四联症往往不减弱反增强。

3. 辅助检查

(1) X 线胸片　靴形心，肺纹理细小。

(2) 心电图　电轴右偏，右心室肥厚，常伴右心房增大，不完全性右束支传导阻滞，当左心室小时，V5 可无 Q 波。

(3) 超声心动图　可直接观察室间隔缺损的部位、大小，主动脉的直径，前移程度及骑跨度，各心腔大小，右心室流出道(RVOT)狭窄程度，室上嵴及隔束、壁束肥厚情况。右心室壁厚度，主肺动脉瓣，漏斗部，主肺动脉直径，左、右肺动脉及开口大小，确定有无合并畸形。

(4) 心导管、右心室造影及 CT 能明确诊断，了解室间隔缺损的位置，主动脉骑跨程度、肺动脉的发育情况、狭窄部位程度，冠状动脉畸形以及体肺动脉侧支循环的情况，为手术决策提供依据。

【治疗原则】

1. 手术适应证

单纯型四联症首选一期根治手术，适用于左心室发育好、肺动脉狭窄相对较轻的患者。反复缺氧发作且肺动脉发育良好的患儿可紧急手术。近年来对根治手术的时机选择，已明显趋向小龄化，强调及早手术。

若远端肺动脉狭窄严重、左心室发育差，可先做体肺动脉分流手术，待左心室发育改善后，二期进行根治手术。

(1) 左心室发育情况的判断　可借助超声心动图测定的左心室舒张末期容积判断。

左心室舒张末期容量指数(LVEDVI)＝左心室舒张末期容积(ml)/体表面积(m^2)

(2) 远端肺动脉发育情况的判断　可采用 McGoon 比值和肺动脉指数(Nakata 指数)来判断。

McGoon 比值＝心包外两侧肺动脉的直径/膈肌水平的主动脉直径

Nakata 指数＝心包外左、右肺动脉横截面积之和(mm^2)/体表面积(m^2)

正常情况下，LVEDI 的平均值为 55ml/m^2，McGoon 比值＞2.0，Nakata 指数≥330mm^2/m^2。

四联症患者进行根治手术时，LVEDI 必须≥30ml/m^2，且 McGoon 比值须≥1.2 或 Nakata 指数≥150mm^2/m^2。

2. 术式选择

(1) 单纯心内修复的适应证

①仅有漏斗部狭窄，或漏斗部与肺动脉瓣兼有狭窄。

②第三心室较大。

③肺动脉发育良好。

④嵴下型室缺。

(2) 右心室流出道加宽补片的适应证

①多处肺动脉狭窄(包括漏斗部，肺动脉瓣及瓣环，和/或肺动脉干及其分支开口狭窄)，绝大多数需跨越瓣环的右心室流出道补片。

②第三心室小。

③肺动脉下室间隔缺损。

(3) 右心室–肺动脉带瓣管道的适应证

①一侧肺动脉缺如，合并肺动脉瓣及其瓣环狭窄；

②假性共同动脉干；

③冠状动脉畸形，特别是只有一支冠状动脉，大分支横跨右心室流出道者。

(4) 姑息手术

①体肺分流；

②单纯流出道疏通。

3. 手术方法

(1) 体肺分流术　体循环动脉向肺动脉系统“分流”，形成“左向右”分流的手术。这类手术为姑息手术，对一些肺动脉发育不良的婴幼儿，能改善重度发绀、缺氧症状，促进肺动脉系统的发育，为二期根治手术打下基础。其中最常用的术式为锁骨下动脉–肺动脉吻合术(Blalock–Taussig 手术)，目前多采用其改良术式(MBTS)。

(2) 单纯流出道疏通术　仅疏通流出道，不修补室间隔缺损。

(3) 根治手术　在低温(25℃以下)体外循环或深低温停循环下，修补室间隔缺损，彻底疏通右心室流出道，必要时进行跨肺动脉瓣环补片或植入右心室–肺动脉带瓣管道。

(4) 复合(hybrid)手术　即侧支栓堵＋根治手术，适用于伴有巨大体肺侧支的患者。

(5) 上腔静脉–右肺动脉分流术　适用于并发三尖瓣发育不良的患儿，及右心室流出道难以疏通又无法容纳心外管道的小婴儿。

4. 手术并发症

主要并发症包括：严重低心排或灌注肺、冠状动脉损伤、右心室流出道残余梗阻、严重肺动脉瓣关闭不全、室间隔残余漏、主动脉瓣损伤及房室传导阻滞等。

第七节　三尖瓣下移

三尖瓣下移又称为 Ebstein 畸形，在先天性心脏畸形中少见，占 1%左右，其病理改变特征为：三尖瓣的瓣叶附着于其下方的心室壁内膜上，瓣叶分化障碍，相关的腱索和乳头肌也变细缩短甚至缺如；瓣叶附着部位朝右心室心尖方向螺旋形下移，下移程度：隔叶＞后叶＞前叶；下移的三尖瓣将右心室分为两部分，即房化右心室和功能右心室；房化右心室扩张，伴有不同程度的肥厚和室壁变薄；右心房室交界(即正常的三尖瓣环位置)扩张；前叶冗长、穿孔、活动障碍，造成三尖瓣严重关闭不全。常伴有房间隔缺损、肺动脉瓣狭窄等畸形，15%的患者可出现预激(Wolff–Parkinson–White)综合征。

Carpentier 根据病变程度将三尖瓣下移分为四型。A 型：功能右心室容量足够，前叶活动良好；B 型：房化右心室较大，右心室功能减弱，但前叶活动不受限制；C 型：前叶活动受限，致右心室流出道梗阻；D 型：房化右心室巨大，房化右心室和功能右心室仅以前隔叶交界的狭窄孔相交通。

【诊断标准】

1. 症状

可出现心悸、气短、发绀、心力衰竭等。

2. 体征

口唇发绀、颈静脉怒张、肝脾肿大、腹水；P_2减弱。胸骨左缘第 2～3 肋间收缩期杂音 3～4/6 级。

3. 辅助检查

(1) X 线胸片(心脏远达位)　心脏呈球形扩大，右心房扩大为主。

(2) 心电图　可有多种心律失常。

(3) 超声心动图　可提示三尖瓣下移程度，有无房间隔缺损及其他心内畸形。

(4) 心血管造影　典型所见为巨大的心房与右心室自由沟通；有“风帆征”。

【治疗原则】

1. 手术适应证

凡临床表现右心衰竭或发绀的三尖瓣下移者，皆为手术适应证。一经确诊即应进行手术治疗。

2. 手术方法

术前应给予行强心、利尿等治疗，减轻右心衰症状后手术。

(1) 紧急手术　适用于病情危重、严重缺氧、发绀，药物治疗无效，病情进展迅速的新生儿。这类患儿中绝大多数存在功能性或真性肺动脉闭锁。

在体外循环下缝闭三尖瓣、扩大房间隔缺损，建立中心性体肺分流或改良 Blalock-Taussig 分流(又称为 Starnes 手术)。二期行 Fontan 手术。

(2) 三尖瓣重建术(成形术)　除了三尖瓣隔叶、后叶下降范围大，前叶重度发育不良的患者外，大多数患者适宜三尖瓣重建手术。在体外循环下，对房化心室壁进行水平折叠(Hardy 法)或垂直折叠(Carpentier 法)与三尖瓣环缩术。注意防止传导系统损伤，房化室壁也可切除，以减少死腔与血栓。

(3) 三尖瓣替换术　用于三尖瓣隔叶、后叶下降范围大，前叶重度发育不良的患者。在体外循环下，切开右心房用适当人工瓣膜(生物瓣或双叶机械瓣)，缝于原位或房化位的瓣环上。

(4) 上腔静脉-肺动脉端侧吻合术　为姑息手术，适于功能右心室发育小，肺动脉瓣狭窄、发绀严重，不宜进行根治术的患者。

(5) 合并预激综合征　可在术中标测预激点后切断，或以无水酒精注射或激光射频进行消融。

第八节　右心室双腔心

右心室双腔心占先天性心脏病的 1.5%，男女比为 1.4:1。病理改变是一个或数个异常肌束横跨右心室腔，将右心室分隔为流入道的高压腔和流出道的低压腔，并引起血流梗阻。根据肌束形态、数目和排列位置，右心室双腔心分为两型：肌膜隔型、肌束型。

【诊断标准】

1. 症状

轻者可无症状，重者有心悸、气短或伴有发绀。

2. 体征

胸骨左缘第 3～4 肋间闻及全收缩期喷射性杂音和伴收缩期细震颤，P_2 减弱。

3. 辅助检查

(1) X 线胸片(心脏远达位)　右心室增大，肺动脉段凹陷，肺纹理减少。

(2) 心电图　右心室肥厚。

(3) 超声心动图　右心室漏斗部下方的心室体部有异常的肌肉束引起狭窄，漏斗腔无狭窄。常见的合并畸形为室间隔缺损。

(4) 右心导管检查　适用于合并其他心内畸形的患者。可发现室水平分流和右心室、第三心室、肺动脉连续压差。

4. 鉴别诊断

包括肺动脉瓣狭窄、漏斗部狭窄、室间隔缺损、法洛四联症等。

【治疗原则】

1. 手术适应证

(1) 单纯右心室双腔心，患者活动后症状明显，右心室内压差超过 40mmHg。

(2) 合并其他需要手术治疗的心脏畸形。

2. 手术要点

(1) 右心室流出道切开后，切勿将右心室双腔心的狭窄口，当作室间隔缺损加以修补。

(2) 注意心外和心内探查，避免遗漏合并的心脏畸形。经右心房或肺动脉切口修补嵴下型或干下型室间隔缺损时，应常规探查右心室流入道和流出道，以免遗漏并存的异常肌性狭窄。

(3) 正常右心室内有很多肌束。切除异常肌束是为了疏通右心室窦腔至流出腔的通道，不要将所有肌束一一切除。

(4) 切除异常肌束时注意避免损伤圆锥乳头肌、前乳头肌、三尖瓣腱索和主动脉瓣，应看清解剖结构，逐步切除。切除程度以疏通阻塞为宜，切勿将异常肌束提得过高，切除过深，避免切穿室间隔和右心室前壁。

第九节　左位三房心

胚胎期肺静脉共干未能与固有左心房融合，左心房被一个肌肉纤维隔膜分为与肺静脉连接的副心房和有左心耳的与二尖瓣孔相连的真正左心房。本病约占先天性心脏病的 0.1%，男女比为 1.5:1。根据纤维肌隔的形态将三房心分为隔膜型、砂漏型和管道型三种。

【诊断标准】

1. 症状

本病的主要病理生理变化取决于副房和真性左心房之间的孔道狭窄程度。临床上可有心悸、气短、咯血，有的病例可出现发绀。副房和真性左心房孔道狭窄轻时，可无明显症状。

2. 体征

心尖内上方可闻及舒张期隆隆样杂音。若伴房间隔缺损，于胸骨左缘第 2 肋间尚伴有收缩期杂音，肺动脉瓣第 2 心音亢进。

3. 辅助检查

(1) X 线心脏远达　显示右心房、右心室和肺动脉扩大，两肺淤血。肺野常呈毛玻璃样变。

(2) 心电图　电轴右偏，右心房、右心室肥大。

(3) 超声心动图　可见畸形隔膜将左心房分隔为二，副房位于后上方，接纳四个肺静脉引流；真性左心房与左心耳及二尖瓣口交通，隔膜中央有一狭窄孔道沟通副房与真正左心房（A 型）。有的病例四支肺静脉回流到扩张的冠状静脉窦而形成副房，通过房间隔缺损与真正左心房相交通称为 B 型；C 型指副房无肺静脉回流，与真性左心房及右心房均有交通。

(4) 右心导管检查　可发现肺动脉及肺毛细血管楔压增高，也可观察肺静脉与副房的连接情况。

4. 鉴别诊断

需与先天性二尖瓣狭窄、二尖瓣瓣上狭窄、左心房肿瘤等相鉴别。

【治疗原则】

1. 手术适应证

(1) 典型三房心由于异常隔膜造成严重左心回流受阻，75%病例在婴儿期就死亡。故一旦确诊应及早手术治疗。

(2) 三房心合并房间隔缺损，或副房与右心房相通。虽可减轻肺静脉回流障碍，但出现大量左向右分流，也会导致进行性心功能不全，应及时手术。

2. 术前注意事项

三房心常可导致婴幼儿时期即出现充血性心力衰竭和反复呼吸道感染，对这类患者术前要注意改善心功能和控制肺部并发症。

3. 手术要点

在体外循环下手术。对婴幼儿尚可在深低温停循环下手术。手术关键在于隔膜的良好显露：应完整切除隔膜，残缘用细针连续缝合。

第十节　右心室双出口

右心室双出口（DORV）是指主动脉和肺动脉完全或几乎完全发自解剖右心室，发病率约 0.09%，占所有先天性心脏病的 1%～5%。其病理特征包括：①主动脉、肺动脉均全部出自解剖右心室；②室间隔缺损为解剖左心室的唯一出口；③两组半月瓣下均有肌性圆锥（双圆锥），主动脉瓣与二尖瓣的纤维连续中断，被肌性圆锥分隔；④两组半月瓣位于同一高度。

DORV 通常根据两大动脉的关系、室间隔缺损的位置和右心室流出道有无梗阻进行分类。根据室间隔缺损的位置，DORV 分为四类：VSD 位于主动脉瓣下；VSD 位于肺动脉瓣下（又称 Taussig-Bing 畸形）；VSD 邻近两个大动脉开口（双邻近型）；VSD 远离两个大动脉开口（远离型）。

【诊断标准】

1. 症状

自幼出现心悸、气短，易患上呼吸道感染，生长发育受限，有发绀及杵状指。

2. 体征

胸骨左缘第 2～4 肋间隙可闻Ⅳ/6 级以上收缩期杂音，并可触及细震颤。有漏斗部或肺动脉瓣狭窄者，类似法洛四联症。无肺动脉狭窄者，类似大型室间隔缺损伴肺动脉高压症。

3. 辅助检查

(1) X 线胸片（心脏远达位）心影增大，有肺动脉狭窄者，肺纹理减少；无肺动脉狭窄者，肺纹理增多。

(2) 心电图　常见右心室肥厚。

（3）超声心动图　主动脉位置前移，主动脉和肺动脉均起源于右心室，室间隔缺损为左心室的唯一出口，二尖瓣和主动脉瓣间被圆锥组织分隔开，无纤维组织连接。

（4）心导管检查　左、右心室压力相等，无肺动脉狭窄者，肺动脉压升高，右心室造影主动脉和肺动脉可同时显影。侧位片显示主动脉瓣和肺动脉瓣在同一平面。

【治疗原则】

1. 手术适应证

（1）两岁以下儿童无肺动脉狭窄，伴有肺动脉高压者，可选肺动脉环缩术作为第一期手术以减轻肺动脉高压；而伴有肺动脉狭窄严重者，可作体–肺动脉分流术。目前多选择一期手术修补 VSD。

（2）两岁以上患者，如肺动脉阻力小于 10 Wood，或肺/体循环压力比小于 0.75，均作一期根治。

（3）对于肺动脉发育不良，或合并复杂畸形如房室瓣反流，三尖瓣骑跨的病例，多根据具体病理情况采用单心室修复或姑息手术，包括体肺分流、全腔静脉–肺动脉吻合术、上腔静脉–肺动脉端侧吻合术、肺动脉环缩术等。

2. 手术方法

（1）房室关系一致的右心室双出口

①主动脉瓣下室间隔缺损　如无肺动脉狭窄，按巨大室间隔缺损的手术治疗处理。如合并肺动脉狭窄，应进行心室内补片修补建立内隧道；切除漏斗部肥厚肌束，扩大形成流出道，严重者应用带瓣外管道连接右心室与肺动脉。

②肺动脉瓣下室间隔缺损（Taussig–Bing 畸形）目前临床上多采用心内补片，将 VSD 连接至肺动脉，然后进行大动脉调转手术（arterial switch operation，ASO）。

③双邻近型或远离型室间隔缺损　根治术多需进行心内补片，多数情况下需要植入右心室–肺动脉外管道。

（2）房室关系不一致的右心室双出口　无论室间隔缺损的位置如何，以及有无肺动脉狭窄，手术方法均可经右心室闭合室间隔缺损，缝闭肺动脉瓣口或结扎肺动脉近端，然后植入右心室–肺动脉外管道。

第十一节　房间隔缺损合并肺动脉瓣狭窄

本病临床上较常见。过去曾称为法洛三联症，现已放弃该名称。其特征为房间隔缺损，合并肺动脉瓣狭窄和（或）肺动脉狭窄与右心室肥厚。

【诊断标准】

1. 症状

可有轻重不等的心功能不全，部分患者早期出现发绀；年龄大者往往有心衰症状，肺动脉瓣狭窄较重者，症状出现较早。

2. 体检

右心室肥大者可见胸前区隆起，并有抬举感。在肺动脉瓣区可闻及收缩期喷射样杂音并触及震颤，肺动脉瓣第 2 心音减弱或消失；肺动脉瓣狭窄轻、房间隔缺损较大时，肺动脉第 2 音可有亢进和分裂。

3. 辅助检查

(1) X 线片　肺血少。

(2) 心电图　大多数示右心室肥大，心前区 V1 导联 R 波显著增高，可有 ST 段改变，多有高尖 P 波。如出现不完全右束支传导阻滞，往往提示有较大的房间隔缺损。

(3) 超声心动图　为确诊手段，可了解房间隔缺损部位、大小，右心室流出道的压差等。

(4) 右心导管检查　右心室压力显著增高，右心室和肺动脉收缩压阶差＞40mmHg。如肺动脉瓣狭窄严重，导管进入右心房后经房间隔缺损进入左心房，也可确诊。发绀患者的左心房压力往往低于右心房。肺动脉瓣狭窄较轻，房间隔缺损大的病例，右心房血氧饱和度则可高于上腔静脉的血氧含量。

(5) 右心室选择性造影　显示增厚和狭窄的肺动脉瓣和肺动脉干狭窄后扩张，也可显示漏斗部肌肉继发性肥厚的程度，以及是否合并狭窄环。

【治疗原则】

1. 手术适应证

一旦确诊，均应积极手术。患者症状明显或有发绀，右心室压力显著升高，应尽早手术。右心室肥厚或肺动脉瓣狭窄虽较轻，但房间隔缺损有较大分流者，也应手术。

2. 手术方法

手术在体外循环下完成。在修补房间隔缺损之后，将肺动脉瓣狭窄切开，完全疏通右心室流出道。

3. 注意事项

如需行右心室流出道加宽，不应过多切除漏斗部继发肥厚的心肌，以免影响右心室功能。可采用自体心包或涤纶片进行补片加宽。为避免涤纶编织物漏血之虞，近来常用胶原化(免预凝)的人工血管片或牛心包补片进行加宽。

第十二节　主动脉窦瘤破裂

由于先天发育缺陷，在主动脉血流压力下主动脉窦壁变薄呈现瘤样扩张而称先天性主动脉窦瘤，如破裂入心腔则称为主动脉窦瘤破裂。好发于右窦，其次为无窦，左窦极少见，破入部位以右心房、室最常见。往往合并 VSD，多位于膜部及动脉干下，患者常合并主动脉瓣关闭不全。

【诊断标准】

1. 症状

突发性剧烈胸痛、心悸、气短、呼吸困难、乏力，甚至心力衰竭。

2. 体征

胸骨左(或右)缘 3～4 肋间可闻及粗糙的 4～5/6 级双期或连续性杂音，收缩期增强，以收缩中期最响，向心前区广泛传导，伴震颤、P_2 亢进，脉压大(＞50mmHg)，水冲脉、枪击音。

3. 辅助检查

(1) X 线胸片　未破裂的窦瘤，胸片正常，破裂后心脏进行性扩大，破入右心房时，右心房极度扩大；破入右心室时，双室扩大明显，肺动脉段突，主动脉结小，肺纹理增多。X

线胸部透视可见肺门舞蹈。

(2) 心电图　示右心室或左心室肥大劳损，以后者为多，如破入右心室。室间隔膜部压迫传导束产生完全或不完全右束支传导阻滞。

(3) 超声心动图　可显示窦瘤破裂部位、大小，大多数情况下可替代心血管造影。

(4) 右心导管或右心室升主动脉逆行造影　可测定右心不同水平血氧含量增高，肺动脉压升高，造影可示窦瘤部位，破入的心腔，主动脉瓣关闭不全的程度及其他合并畸形。

【治疗原则】

1. 手术治疗

手术是唯一的治疗手段。确诊的主动脉窦瘤破裂应尽早手术，伴心力衰竭者应及早甚至急诊手术。伴严重主动脉瓣关闭不全，应做好换瓣准备，术中一旦修复或成形失败应立即进行主动脉瓣替换术。灌注心脏停跳液时，应夹闭窦瘤的破口，或直接经冠状动脉口灌注，以确保心肌保护可靠。

2. 手术入路与要点

(1) 右心室　优点是显露好、操作方便、修补确切。缺点是易使主动脉瓣变形、瓣环扭曲，加重主动脉关闭不全。心功能差时，右心室长切口可造成收缩力下降，导致术后低心输出综合征。

(2) 主动脉根部　可准确修补。伴中等以上主动脉瓣关闭不全时，可同时进行瓣环成形或瓣膜置换术。

(3) 右心房　窦瘤破入心房时，可采用切开房间沟至左或右心房手术。显露不满意时，可再切开主动脉根部。

(4) 主动脉根部＋右心室　适用于同时需要主动脉瓣成形和 VSD（补片）修补的病例。

(5) 肺动脉根部　适用于主动脉窦瘤破入肺动脉根部的情况。

第十三节　肺静脉异位引流

一、部分型肺静脉异位引流

按异位引流肺静脉的分布情况，部分型肺静脉异位引流可分为：一侧部分，一侧全部，两侧部分和次全肺静脉异位引流四种类型。按异位引流的部位分型：以右心房或上腔静脉最为多见，而引流到下腔静脉或冠状静脉窦较少见。

【诊断标准】

1. 症状

与房间隔缺损类似，如心悸、气急、反复呼吸道感染。但症状出现早，且更为显著。

2. 体征

胸骨左缘第 2～3 肋间有收缩期杂音，肺动脉瓣第 2 心音亢进。

3. 辅助检查

(1) X 线胸片　肺血多。

(2) 心电图　与房间隔缺损难鉴别。

(3) 超声心动图　可明确肺静脉开口及合并其他畸形等情况。

(4) 心导管、心血管造影及 CT　可助进一步确诊。心血管造影时宜选用肺动脉干处注入造影剂，对诊断有决定意义。

【治疗原则】

1. 手术指征

确诊后即应手术。

2. 手术方法

宜在低温体外循环下进行，婴幼儿亦可在深低温停循环下进行手术。本病患者多合并其他畸形，术中应仔细探查心内结构，注意静脉开口狭窄，通过补片将异常开口的肺静脉隔入左心房，同时修复其他畸形。

二、完全性肺静脉异位引流

完全性肺静脉异位引流是指左、右全部肺静脉与左心房均不相通，而是直接或间接与右心房相通，使肺静脉的血液进入右心房，形成左向右分流。按病理解剖分 4 种类型。

(1) 心上型　左、右肺静脉在心脏后方汇合形成总干，但不与左心房相通，肺静脉血流经左侧上行的垂直静脉，通过左无名静脉注入右上腔静脉或直接进入上腔静脉，然后进入右心房，部分血流再通过房间隔缺损入左心房。此型最常见。

(2) 心内型　左、右肺静脉血流经冠状静脉窦流入右心房，部分血流通过房间隔缺损流入左心房。

(3) 心下型　左、右肺静脉与下腔静脉相通，肺静脉血流进入门静脉系统，再由下腔静脉回流至右心房，部分血流通过房间隔缺损流入左心房。此型较少见。

(4) 混合型　为上三种类型的组合，更为罕见。

【诊断标准】

1. 症状

取决于肺静脉有无梗阻、房间隔缺损大小及合并的心脏畸形。常见临床表现为呼吸困难、发绀，发育迟缓等，常并发肺部感染。

2. 体征

胸前区隆起，胸骨左缘第 2 肋间可闻及收缩期喷射样杂音，P_2 亢进，左上胸部可闻及连续性杂音(为血液流经异位肺静脉所致)。发绀、杵状指(趾)、肝大。

3. 辅助检查

(1) X 线胸片　肺血多，肺静脉淤血，肺动脉段突出。心上型患者由于扩大的垂直静脉使心影呈“8”字形或“雪人征”。房间隔缺损小或心下型的患者，肺静脉淤血尤为突出。

(2) 心电图　右心室肥厚或不完全右束支传导限滞。

(3) 超声心动图　右心房后壁的异常回波，是扩张肺静脉干的典型特征。超声可探查出患者肺静脉开口情况。多数情况下超声心动图即可确诊。

(4) 心导管、心血管造影及 CT　可协助进一步确诊。心血管造影时宜选用肺动脉干处注入造影剂，对诊断有决定意义。

【治疗原则】

1. 手术适应证

随年龄增大，患者会出现肺动脉高压或肺静脉梗阻性肺血管病变，故应及早手术。一旦发现肺静脉梗阻，应立即手术。若肺循环与体循环阻力比大于 0.75 应列为手术禁忌证。

2. 手术方法

(1) 手术宜在低温体外循环下进行，婴幼儿亦可在深低温停循环技术下进行手术。

(2) 心上型　手术入路有两种。一种为心内径路，将左心房后壁横切开直到左心耳处，必要时可切开部分左心耳，有时左心房右侧切口需延伸至右上、下肺静脉入口之间，然后用 5－0 prolene 线将肺静脉总干及左心房切口吻合，吻合径不宜小于 3.5～4cm。另一种为心后径路，将心尖抬起，从心脏后方做吻合，目前此法较少应用。

(3) 心内型　切开右心房，显露扩大的冠状静脉窦开口；如开口不够大，需切开窦上侧与肺静脉的间隔，以达到足够肺静脉回流口径；然后用补片闭合房间隔缺损，将剪开的冠状静脉窦开口隔向左心房。

(4) 心下型　畸形变异较大，肺静脉干与左心房的沟通需根据具体的解剖情况设计，多采用吻合口内膜无线缝合。

对心上型及心下型，均要结扎异位引流的垂直静脉。手术成功的关键是吻合口足够大，术中应注意避免吻合口狭窄及吻合口出血。

术后并发症主要包括：早期的肺动脉高压危象和晚期的肺静脉狭窄。再次手术的原因主要是吻合口狭窄和肺静脉狭窄。

第十四节　主动脉缩窄

主动脉缩窄是指动脉导管或动脉韧带附近的主动脉管腔狭窄，血流通过受阻，引起缩窄近端血压升高及远端血压降低。本病占先天性心脏病的 5%～10%，我国的发病率低于欧美。

约 98%主动脉缩窄的部位在主动脉峡部和左锁骨下动脉分叉处，邻近动脉导管或动脉韧带，少数病例也可发生在左颈总动脉与左锁骨下动脉之间。根据病理情况，主动脉缩窄分为导管前型(又称婴儿型，指导管近端弥漫性狭长的缩窄)和导管后型(又称成人型，指动脉导管与主动脉连接区域的局限性狭窄)。常合并动脉导管未闭、室间隔缺损。

【诊断标准】

1. 症状

婴儿型主动脉缩窄表现为上下肢动脉搏动不一致，有差异性发绀。患儿常有呼吸困难、多汗、心衰等。成人型缩窄多无症状，但上肢血压升高，下肢缺血，可导致头晕、头痛、视力模糊、心悸、气急、下肢怕冷、麻木、间歇性跛行、胸闷等。

2. 体征

上、下肢存在明显的压差，股动脉搏动减弱，婴儿型有差异性发绀。

3. 辅助检查

(1) X 线胸片(心脏远达位)　左心室增大，缩窄段主动脉凹陷与上下段主动脉扩张形成“3”字征，扩大增粗的肋间动脉压迫肋骨后形成肋缘切迹(Roesler 征)。

(2) 心电图　电轴左偏、左心室肥厚劳损。

(3) 超声心动图　诊断敏感性高，可显示主动脉弓，判断缩窄的长度和部位，并发现心内合并畸形。

(4) CT动脉成像及MR动脉成像　亦可明确病变的位置、范围及侧支循环情况，在部分病例可替代心血管造影。

(5) 右心导管及升主动脉造影　可确定缩窄的部位、范围、程度，显示主动脉峡部和弓部的发育情况、主动脉弓分支及侧支循环等，并诊断合并的心内畸形，目前较少应用。

【治疗原则】

1. 治疗原则及适应证

一般而言，婴儿型缩窄病情重、发展快，应积极治疗并发症，争取尽早手术；成人型缩窄段两端的压差超过30mmHg，或缩窄段直径小于正常管径的50%，即为手术适应证。

治疗仍以外科手术为主。目前介入治疗发展迅速，部分患者可采用球囊扩张及支架植入治疗，创伤小、恢复快。

(1) 婴儿期顽固心衰，内科治疗无效，应进行手术。无合并畸形的无症状患儿，可在4至6岁手术。

(2) 40岁后，心电图提示心肌损害严重、威胁生命者应手术治疗。但手术危险性大，预后差。

(3) 合并心内畸形者，可进行分期或同期手术，近年来倾向于一期修复缩窄及心内畸形。

(4) 妊娠患者　原则上不宜在主动脉缩窄矫治前妊娠。如已妊娠，4个月内应终止妊娠。

(5) 主动脉缩窄伴严重传导阻滞及心肌损害或主动脉发育不全，广泛粥样硬化或钙化者，为手术禁忌。

2. 手术方法

(1) 缩窄段切除端端吻合术　适用于病变局限者，病变段切除长度不宜超过2.0～2.5cm。

(2) 楔形切除吻合术　适用于缩窄段短且位于侧壁的青年患者。

(3) 缩窄段切除人工血管吻合术　适用于：①缩窄段长切除后无法对端吻合；②合并动脉瘤手术需一并切除；③主动脉壁退行性变。

(4) 左锁骨下动脉翻转主动脉成形术　适用于婴儿及10岁以内儿童，易于吻合，术后主峡部仍可生长，再缩窄发生率低，减少了残余缩窄，但左上肢的血供受到了不良影响。

(5) 主动脉分流术　适于成人患者。在缩窄段近、远端之间用人工血管行端侧吻合，或升主动脉–腹主动脉人工血管转流术。

(6) 主动脉缩窄补片成形术　阻断缩窄段近、远两侧的主动脉，纵切缩窄段动脉壁取相应大小补片修复，从而扩大主动脉内径。

第十五节　完全型大动脉转位

完全型大动脉转位(TGA)是指主动脉发自右心室、肺动脉发自左心室，血液路径完全反常，主动脉接受体静脉血液，临床出现发绀、低氧血症。患儿生命依靠心内并存的分流维持。此病占先天性心脏病的7%～9%。

【诊断标准】

1. 症状

取决于体、肺循环血液在心内的混合程度。出生即出现发绀，可有心衰。

2. 体征

随心内合并畸形而异，心前区可闻及柔和收缩期杂音。

3. 辅助检查

(1) X 线胸片(心脏远达位)心脏阴影扩大常呈蛋形。肺动脉段平直，心底部狭小，肺血多。少数患者因伴有肺动脉狭窄而显示肺血减少。

(2) 心电图　可有右心室肥厚、左心室肥厚及双室肥厚。可出现 ST–T 改变。

(3) 超声心动图　有确诊作用。可明确两个大动脉位置关系，房室瓣、室间隔缺损、左心室流出道、冠状动脉分布及心肌发育等情况。

(4) 心导管检查及心血管造影　属有创检查，除了确诊之外，可进一步了解肺动脉瓣及肺动脉发育及冠状动脉分布，对制订手术方案非常重要。

【治疗原则】

1. 新生儿出生后即有严重发绀或充血性心力衰竭，应首先考虑本病。应静脉输入前列腺素 E1，维持动脉导管开放；尽早进行超声心动图或心导管及心血管造影检查。吸氧无法缓解缺氧，还会促使动脉导管闭合，因此，严禁吸氧。心导管检查中，为缓解症状，可行球囊房间隔造口术(BAS)。

2. 姑息手术

(1) 房间隔造口或切除术　适用于发绀缺氧严重、心内分流不足的患儿。可采用 BAS 及 Blalock–hanlen 房间隔造口术，以增加心房内分流。目前已较少应用。

(2) 肺动脉环缩术　适用于 TGA 伴肺血增多及肺动脉高压的患儿，如 TGA＋室间隔缺损，可阻止肺动脉高压继续进展，防止肺血管病变，为以后根治手术创造条件。

(3) 体–肺动脉分流术　适用于严重低氧血症或合并严重肺动脉狭窄，不能早期进行根治手术的患儿。最常用的是 Blalock–Taussig 手术。

3. 矫治手术

(1) Jatene 手术　目前已成为根治 TGA 的标准术式。通过大动脉的调转和冠状动脉移植，实现病理生理与病理解剖的彻底矫正。主要适用于 TGA 合并室间隔缺损的患儿。此类患儿的左心室功能对本手术适应较好，最适宜 1～2 周的新生儿。超过 2 周的患儿，如室间隔缺损较大伴肺动脉高压，可先进行肺动脉环缩术，促使左心室射血阻力增加，左心室扩大肥厚至一定范围，为后期进行大动脉调转创造条件(称为左心室训练)。

(2) Rastelli 手术　适用于 TGA＋室间隔缺损＋肺动脉狭窄的患儿。以心内隧道使室间隔缺损与主动脉连通，保证左心室内血液按正常生理路径流向主动脉，然后以带瓣或不带瓣的外管道连接右心室与肺动脉。Rastelli 手术近期死亡率低，但远期并发症多，外管道不能随着患儿生长，需再次替换。

(3) Damus–Kaye–Stansel 手术　适用于右心室流出道或主动脉瓣下严重狭窄、限制型室间隔缺损，不适宜 Rastelli 或大动脉调转术的患儿。经右心室切口以补片闭合室间隔缺损，纵形切开升主动脉并横断肺动脉，将肺动脉近心端与升主动脉端侧吻合，缝闭主动脉瓣口，然后在右心室切口与肺动脉远端之间植入带瓣或不带瓣的心外管道。

(4) Nikaidoh 手术　即主动脉易位＋双心室流出道重建，适用于 TGA＋VSD＋左心室流出道梗阻的患儿。整块切除主动脉根部包括冠状动脉，切开右心室流出道作补片成形，将肺动脉与升主动脉端侧吻合。

(5) 心脏移植　严重心功能不全，心内外畸形无法矫治。

(6) 心房内调转　现已少用，早年采用 Mustard 或 Senning 手术来改善紫绀。

第十六节　三尖瓣闭锁

三尖瓣闭锁(TA)是指与形态右心室相连的房室瓣缺如或完全闭合，导致右侧心房的腔静脉血无法经三尖瓣流向右心室。此畸形必然合并房间隔缺损，使全部体、肺静脉血在左心房内混合，多伴有二尖瓣扩大及左心室肥厚。

三尖瓣闭锁是婴幼儿期除法洛四联症和大动脉转位外最常见的发绀型先天性心脏病。患病率占先天性心脏病的0.3%～3.7%。一般出生后6个月内死亡率50%，1岁内死亡率66%，10岁前死亡率90%。

【诊断标准】

1. 症状

1/2～2/3 的患儿在出生后 4 周出现症状，主要是低氧血症和充血性心衰；75%有发绀。

2. 体征

2 岁以上有杵状指(趾)。可在胸骨左下缘闻及粗糙收缩期杂音。

3. 辅助检查

(1) X 线胸片(心脏远达位)　右心房和左心室增大，肺血减少或增多。

(2) 心电图　心电轴左偏，右心房肥大和左心室高电压。

(3) 超声心动图　可以确诊。提示右心室的房室孔缺如，有房间隔和室间隔缺损存在，右心室发育不良，左心室扩大以及肺动脉的发育情况。

(4) 右心造影　造影剂由右心房经房间隔缺损入左心房和左心室，再流入升主动脉；另一部分造影剂尚可经室间隔缺损进入发育不全的右心室后流入肺动脉。根据大动脉关系，将 TA 分为三型：大动脉关系正常者属于Ⅰ型，大动脉右转位属Ⅱ型，大动脉左转位为Ⅲ型；每型又可根据肺动脉发育情况，分为 A(肺动脉闭锁)、B(肺动脉狭窄)和 C(肺动脉无狭窄)三个亚型。

【治疗原则】

1. 三尖瓣闭锁患儿预后，一经确诊即应手术。大多数需在婴儿期或新生儿期进行姑息手术，为二期生理矫治手术做准备；少数患儿可存活到幼儿或儿童期行一期改良 Fontan 手术。

2. 患儿<3 岁时，进行 Fontan 手术死亡率较高。大多数需在婴儿期或新生儿期进行姑息手术，为二期生理矫治手术做准备。

(1) 肺血少者　目前，改良锁骨下动脉-肺动脉分流术(MBTS)和上腔静脉-肺动脉端侧吻合术(双向 Glenn 手术)为常用术式。

(2) 肺血增多　可选择肺动脉环缩术，或 Damus-Kaye-Stansel＋双向 Glenn 手术/MBTS。

(3) 心内阻塞　房间隔切除或造口术。

3. Fontan 手术

为治疗三尖瓣闭锁的传统术式，目前适用于单心室、大动脉转位、右心室双出口和左心发育不良综合征等复杂心脏畸形。对Ⅰ型患者多需在右心房与肺动脉之间植入外管道，而Ⅱ型或Ⅲ型病变可选择右心房–肺动脉直接吻合术。为防止心外管道远期栓塞，近年来主张采用不带瓣的 Gore_Tex 人工血管。

过去，为保证 Fontan 手术的安全，选择病例须遵循 10 项严格的标准，包括：①年龄不小于 4 岁；②窦性心律；③腔静脉回流正常；④右心房容量正常；⑤平均肺动脉压≤15mmHg；⑥肺循环阻力＜4 Wood/m²；⑦肺动脉/主动脉直径≥0.75；⑧心室功能正常(EF≥0.60)；⑨左侧房室瓣功能正常；⑩前期分流无不良影响。其中肺动脉压、肺循环阻力、窦性心律及心室功能是绝对指标。

随着手术技术的进步，病例选择的标准有所放宽。目前认为肺动脉发育不良和肺血管阻塞仍为手术禁忌证，选择手术指征时，应严格遵循如下条件：McGoon 比值＞1.8，肺动脉指数＞250mm²/m² 及肺循环阻力＜4Wood/m²。

4. 全腔静脉–肺动脉吻合术(TCPC)

将上腔静脉与肺动脉吻合，下腔静脉通过右心房内的管道引入肺动脉。这样可以建立较好的血液流场，血流动力学更合理，手术操作亦简便易行。TCPC 对肺循环阻力和肺动脉压力的要求较高。

5. 心脏移植

严重心功能不全，心内外畸形无法矫治。

第十七节　单　心　室

单心室又称共同心室或双入口心室，是指心脏的一侧或两侧心室窦部和/或室间隔缺如，仅有一个心室腔，有或无流出腔(右心室漏斗部的残余部分)，一个心室腔通过两个房室瓣口或共同房室瓣口同时接受右心房血。本病占先天性心脏病的 1.5%～3.0%，占发绀型先天性心脏病的 10%，男女之比为(2～4):1。

【诊断标准】

1. 症状

自幼出现发绀，活动后心悸、气短，生长发育缓慢。肺血少者以发绀为主，肺血多者为心衰为主。

2. 体征

有肺动脉狭窄者，可有发绀、杵状指(趾)，心底部闻及喷射性收缩期杂音，伴震颤；如有肺动脉高压，可闻及肺动脉瓣第 2 心音亢进。

3. 辅助检查

(1) X 线胸片(心脏远达位)视心室腔和大动脉转位的情况而有不同表现。如为左心室右位主动脉，升主动脉向左突出，血管长，无肺动脉段，肺血流增多；伴肺动脉狭窄时肺血减少。

(2) 心电图　胸前导联出现左心室占优势而电轴右偏或右心室占优势而电轴左偏，或在 V1～V6 出现固定型 QRS 波群。

(3) 超声心动图　可发现左、右心房通过二尖瓣和三尖瓣，或共同房室瓣进入一个心室腔，无室间隔组织。

(4) 心血管造影　是诊断单心室和分型的主要依据，单心室可分为四种类型。

A 型：心室为左心室形态，并有残留漏斗部，占 78%。

B 型：心室为右心室形态，并残留有左心室腔，占 5%。

C 型：为中间型，左右心室肌各半，无室间隔，又称为共同心室，占 7%。

D 型：左右心室窦部及室间隔均未发育，占 10%。

另外，根据主动脉位置又进一步分为三种亚型，即Ⅰ型：正常位；Ⅱ型：右位；Ⅲ型：左位。

4. 鉴别诊断

应与法洛四联症、大动脉转位、三尖瓣闭锁、右心室双出口、永存动脉干、巨大室间隔缺损等相鉴别。鉴别主要靠超声心动图和心导管检查。

【治疗原则】

1. 手术方式的选择

个体化治疗，因人而异。

2. 心室分隔术

主要适用于 A 型及 C 型患者。A 型易发生传导阻滞，C 型的成功率较高。具有两个独立房室瓣的患者方可进行该手术。心室分隔术时，补片应从两组房室瓣之间的后半部开始，沿心室后壁向前，向心尖，再向上与两组房室瓣之间的前半部汇合，可采用间断或连续缝合法；应把握进针深度，太浅会影响缝合的牢固性，太深则可能损伤冠状动脉分支及传导束。

3. Fontan 手术

可减少心室分隔术相关的并发症，但血流动力学效果不如心室分隔术接近正常解剖状态。切开右心房，闭合房间隔及右侧房室孔(可用聚四氟乙烯或涤纶织片)，切断肺动脉干起始部，缝闭近心端，将右心房与肺动脉干直接吻合或以外管道连接。

4. 全腔静脉–肺动脉连接术

将上腔静脉及下腔静脉(后者可通过右心房或外管道)分别与肺动脉相连。

5. 心脏移植

严重心功能不全，心内外畸形无法矫治。

第十八节　冠状动脉瘘

冠状动脉瘘是冠状动脉的主干或分支直接与心腔、肺动脉、冠状静脉窦、上腔或肺静脉近心端的异常交通，可为先天性或获得性。占所有先天性心脏病的 0.26%～0.4%。

【诊断标准】

1. 症状

半数以上患者可无症状，仅在体检时发现心脏杂音。左向右分流量较大者，可在体力活动后出现心悸、呼吸困难、心绞痛及心力衰竭等症状。

2. 体检

心前区闻及柔和(2～3)/6 级连续性杂音并伴有局部震颤。杂音最响部位取决于冠状动脉瘘流入心腔的部位。

3. 辅助检查

(1) X 线胸片(心脏远达位)心影稍大或正常。分流量大则可显示左心室增大，肺动脉圆锥突出，肺门充血。

(2) 心电图　多数心电图正常。分流量较大时可出现左心室肥厚、心肌缺血改变。

(3) 超声心动图　二维超声、声学造影、彩色多普勒及多普勒频谱可以初步诊断。

(4) 心导管检查　冠状动脉分流水平侧的血氧含量增加。

(5) 心血管造影：逆行升主动脉或选择性冠状动脉造影有确诊意义，可显示出冠状动脉扩大、曲张，根据造影剂进入心腔的部位，可明确瘘口位置。

4. 鉴别诊断

需与动脉导管未闭、主肺动脉间隔瘘、主动脉窦瘤、室间隔缺损合并主动脉瓣脱垂等相鉴别。

【治疗原则】

1. 本病可导致心肌梗死、细菌性心内膜炎、冠状动脉瘤甚至破裂等并发症，因此确诊患者均应手术。

2. 瘘支动脉结扎

早年常在非体外循环方式，但复发率高。近年来，多采用体外循环手术。

3. 体外循环下冠状动脉瘘闭合术

常通过下列两种操作闭合瘘口，也可以两种操作同时进行。

(1) 冠状动脉切开修复术　是最常用且显露最佳的手术方式，对于合并冠状动脉扩张或冠状动脉瘤的患者，可同时进行冠状动脉成形术。

(2) 心腔内瘘口闭合术　经心腔内寻找瘘口，常以带垫片褥式缝合闭合瘘口。

(3) 上述两种方法同时进行。

4. 近年来部分病例可进行介入治疗，但需严格掌握适应证。

第十九节　左心室出口狭窄

左心室出口狭窄是指主动脉瓣、瓣上或瓣下水平存在狭窄病变，导致左心室排血受阻的一组先天畸形。此类病变占全部先天性心脏病的 5%～10%。

【诊断标准】

1. 症状

婴儿期常见呼吸困难或心力衰竭。呼吸困难常可持续至儿童、少年期。偶有晕厥、胸痛等。

2. 体征

可见颈动脉搏动，胸骨右缘第 2 肋间可听到粗糙的收缩期杂音，常伴有震颤。先天性主动脉瓣上狭窄患儿常有特殊面容：前额宽，眼距大，鱼尾纹鼻翼上翘，鼻孔朝天，人中长，唇厚，下颌尖，牙齿错位，称为 Williams 面容，是 Williams 综合征的组成部分(由第 7 号染色体长臂 q11.23 基因细微缺失导致的邻近基因缺失综合征，以心血管病变如主动脉瓣上狭窄或肺动脉狭窄、婴儿期高钙血症、身高矮小、发育障碍等为主要特征)。

3. 辅助检查

(1) X 线胸片(心脏远达位)　心脏轻度扩大，以左心室增大为主。透视可见主动脉搏动增强，偶见主动脉瓣钙化。

(2) 心电图　正常或左心室肥厚或劳损，少数患者有双心室肥厚。

(3) 超声心动图　二维超声心动图可通过不同的切面直接显示主动脉瓣膜、瓣上或瓣下狭窄，多普勒技术能确定狭窄主动脉瓣口的面积及跨瓣压差。

(4) 左心导管及心血管造影　可测定主动脉和左心室的压力，显示狭窄的部位和范围，并观察主动脉瓣形态及功能的变化。

【治疗原则】

1. 手术适应证

(1) 婴儿期心力衰竭者，应尽早手术治疗。

(2) 各年龄组患者，X 线检查发现左心室增大，心电图示左心室肥厚或劳损，左心室–主动脉收缩压差超过 50mmHg 者，即应手术。

(3) 狭窄程度轻，无明显症状，X 线检查未见左心室增大，心电图正常者，可延缓手术，但须定期随诊。

2. 手术方法　手术在体外循环条件下进行。

(1) 主动脉瓣膜部狭窄　将融合的交界切开，必要时行瓣膜替换。主动脉根部过小时需进行瓣环扩大成形术(Nicks 手术或 Konno 手术)。

(2) 主动脉瓣下狭窄

①隔膜型　经主动脉根部切口，牵开主动脉瓣叶，显露并切除瓣下狭窄的膜状组织。

②隧道型　经主动脉切口作狭窄部心肌切开术或心肌部分切除术。对伴有主动脉瓣环发育不良的隧道型病例，可选择主动脉心室成形术(瓣环扩大术)及主动脉瓣替换术。

(3) 主动脉瓣上狭窄

①由纤维隔膜造成主动脉瓣上狭窄，经升主动脉切口切除纤维隔膜。

②主动脉口径缩小构成狭窄而狭窄段很短，可切除狭窄段，再进行主动脉端端吻合。

③内膜纤维化增厚造成较长段的升主动脉狭窄，可选择切开补片或人工血管植入。

④合并肺动脉分支狭窄者，一并加宽补片。

第二十节　主动脉–肺动脉间隔缺损

由于主动脉–肺动脉间隔的分隔不完全，使主动脉的血液向肺动脉分流，但两组半月瓣正常。本病极少见，分为Ⅰ型(缺损相对小，在左冠窦上方紧邻左冠状动脉开口)，Ⅱ型(缺损位于升主动脉后壁和右肺动脉开口，与主肺动脉和右肺动脉同时交通)，Ⅲ型(右肺动脉完全起自升主动脉右侧，主–肺动脉间隔完全缺损)。

【诊断标准】

1. 症状

类似粗大的动脉导管未闭，早期可出现心衰症状，如呼吸困难、气急、虚弱、喂养困难等。晚期可出现发绀。

2. 体检

胸骨左缘第 3 肋间可闻及收缩期杂音，少数可闻及连续性杂音，伴震颤。肺动脉瓣第 2 音亢进或分裂。脉压增大、有水冲脉及毛细血管征。

3. 辅助检查

(1) X 线胸片　双肺血多，心脏明显扩大，主动脉结不宽，肺动脉段突出，肺门影增宽。

(2) 心电图　左心室肥厚或双室肥厚。如有右向左分流，可出现右心室肥厚。

(3) 超声心动图　主动脉–肺动脉壁扫描回声中断。

(4) 右心导管及心血管造影检查　肺动脉压力和含氧量增高。导管从肺动脉直接进入升主动脉，即可证实诊断。升主动脉造影可以显示缺损大小和位置等。

4. 鉴别诊断

需与动脉导管未闭、永存主动脉干等鉴别。

【治疗原则】

1. 手术适应证

一旦确诊，即应手术。

2. 手术要点

(1) 手术在中度低温体外循环下施行。体外循环开始后，阻断双侧肺动脉，以避免“灌注肺”发生。

(2) 多采用主动脉切口。仅在缺损小、肺动脉无明显扩大时，才选择肺动脉切口。

(3) 缺损较小，边缘距左冠状动脉口较远者，可用无创缝线双层连续缝合闭合缺损，或用带垫片褥式缝合法。缝合最后一针时注意排气。

(4) 缺损＞1cm，或位置临近冠状动脉开口，需补片修复，补片应置于主动脉侧。

(5) 经主动脉切口修复时，升主动脉插管位置应高，以便于显露。修复时应注意冠状动脉开口及左肺动脉开口。

第二十一节　永存动脉干

永存动脉干又称共同动脉干，主动脉–肺动脉共干。其特征是永存动脉干起源于两个心室腔，动脉干只有一组半月瓣，动脉干下有较大的高位室间隔缺损，肺动脉起自动脉干，左右心室的血液通过共同动脉干灌注体、肺和冠脉循环。

本病发生率低，占先天性心脏病的 1%～3%。由于早期出现严重的肺动脉高压，患儿 6 个月内的死亡率为 65%，1 岁内死亡率约 75%。

【诊断标准】

1. 症状

出生后不久即发现心脏杂音，呼吸困难、喂养困难、生长发育迟缓，活动或哭闹时发绀明显。

2. 体征

胸骨左缘第 3～4 肋间隙可闻及收缩期杂音或连续性杂音，可触及细震颤。相当多的患者患 DiGeorge 综合征，具有特殊面容(眼眶距离增宽，耳廓位置低且有切迹，上唇正中纵沟短颌小和鼻裂)。DiGeorge 综合征是 22 号染色体 q11 区域缺失引起的多基因遗传性疾病，表现为第 4 和第 4 咽囊畸形，导致胸腺和甲状旁腺完全萎缩或部分性发育不全。T 细胞免疫缺陷、低钙血症和易患感染为最常见特征。

3. 辅助检查

(1) X 线胸片（心脏远达位）双心室增大，左心腰凹陷，肺纹理增多或减少，主动脉阴影增宽。

(2) 心电图　双心室肥厚。

(3) 超声心动图　动脉干骑跨于室间隔缺损上方，无右心室流出道及单独肺动脉，肺动脉发自动脉干。

(4) 心导管检查　导管由右心室或经室间隔缺损到动脉干，不能直接进入肺动脉，右心室和左心室内压力与动脉干压力相等。造影剂注入右心室可显示动脉干瓣下的室间隔缺损，扩大的左右心室，永存动脉干及肺动脉在动脉干上的起源。根据肺动脉的起源，本病分为四型：

Ⅰ型：肺动脉干起自共同动脉干的左侧。

Ⅱ型：左、右肺动脉分别自动脉干的后方发出。

Ⅲ型：左、右肺动脉分别从动脉干的两侧壁发出。

Ⅳ型：肺动脉缺如，左、右肺动脉分别起自降主动脉。

4. 鉴别诊断

无发绀者需与巨大室间隔缺损、动脉导管未闭、主动脉–肺动脉间隔缺损相鉴别；有发绀者需与三尖瓣闭锁合并大动脉转位、重度法洛四联症相鉴别。

【治疗原则】

1. 手术适应证

本病一经确诊，即应手术。出生后 2～6 周手术效果最佳。

2. 手术要点

(1) 体质极差，肺血流过多，无条件作根治术的婴幼儿可进行肺动脉环缩术。

(2) Ⅳ型永存动脉干早期出现肺动脉高压，尚无理想的根治性手术，可先行肺动脉融合术。Ⅰ、Ⅱ、Ⅲ型的根治术包括：①补片闭合室间隔缺损，使共同动脉干单独与左心室相通；②游离出肺动脉，重建右心室至肺动脉血流。根据肺动脉在共同动脉干上的起源方式，可选择不同的方法。

Ⅰ型：将肺动脉于动脉干起始处切下，切断时应注意与之相邻的左冠状动脉开口，闭合动脉干切口，用带瓣外管道连接肺动脉与右心室。

Ⅱ型：将左右肺动脉起始部分别或整块从共同动脉干上切除，动脉干的缺损用补片闭合，右心室与肺动脉以带瓣外管道连接（Rastelli 手术）。

Ⅲ型：将动脉干两侧的缺损闭合，采用带分叉外管道连接左右肺动脉与右心室。

第二十二节　血　管　环

血管环是由于主动脉弓发育异常引起的环状结构，造成对气管和食管压迫，常伴有流动力学障碍和其他心脏畸形。比较常见的血管环如下。

(1) 双主动脉弓　升主动脉分为两弓，一般左前弓较小，右后弓较大，在气管和食管两侧包绕经过，汇合形成降主动脉，两弓血流均通畅。

(2) 右位主动脉弓　可有多种类型。最常见的是左锁骨下动脉起源于降主动脉，在食管后绕向左侧，或动脉导管(或韧带)自左锁骨下动脉起延伸至左肺动脉时，形成血管环。

(3) 左位主动脉弓伴分支畸形　常见类型有右锁骨下动脉异常，可出现食管压迫症状；左颈总动脉异常和无名动脉异常，可出现气管压迫症状。

【诊断标准】

1. 症状

可在任何年龄出现。不完全血管环压迫较轻，症状亦轻；完全性血管环压迫严重，症状明显，常在婴幼儿时期就出现呼吸和吞咽困难，并发呼吸道感染，严重者可发生发绀、晕厥。中年人出现症状，多为畸形动脉硬化、增粗、扩张所致。成年患者呼吸困难少见，主要是食管压迫症状，如吞咽困难，进食后呕吐等。

2. 辅助检查

(1) X线胸片　常有局限性肺炎、肺不张。双主动脉弓者，可见两侧主动脉弓球形隆起阴影；右位主动脉弓者，仅在右侧见到隆起阴影，而左侧缺如。气管断层片显示气管壁受压。食管造影能显示食管被环状血管压迫造成的光滑充盈缺损影，可根据压迫的形态和走向判断环状缩窄的性质。

(2) 心脏彩超　明确心内结构，判断血管环的血流。

(3) 心脏大血管CT或升主动脉造影　为最重要的诊断依据。可显示主动脉弓及其主要分支，明确血管环的病理形态。

【治疗原则】

1. 手术适应证

有呼吸困难或吞咽困难症状的确诊患者，均应手术。

2. 手术要点

手术目的是将构成气管、食管压迫的因素解除。可以切断血管，或者将其移位后再吻合，以不影响正常血供为原则。

(1) 双主动脉弓　应辨清双弓及其分支的确切情况，切断缝合其中细的左弓或右弓；若双弓等大，一般切断右弓。切除邻近紧缩的纤维组织，结扎切断动脉导管或动脉韧带，充分解除压迫因素。

(2) 右位主动脉弓合并动脉导管　切断缝合动脉导管或动脉韧带，即可解除气管、食管的压迫。

(3) 右锁骨下动脉异常　可在起源处切断缝合，并松解和游离食管。或将切断的血管断端充分游离，直接或用人工血管与升主动脉吻合。左颈总动脉和无名动脉异常的处理方法类似，可在异常血管起源处切断，再移植于主动脉弓。

(4) 主动脉弓及其分支畸形常伴气管软骨环发育不良或软弱，易在吸气时萎陷，因此术后应注意保持呼吸道通畅，术后机械通气的时间较长。

第二十三节　二尖瓣畸形

二尖瓣畸形是指二尖瓣装置的先天性发育异常，包括瓣上、瓣环、瓣膜、瓣下腱索和乳头肌的畸形，但除外心内膜垫缺损、左心发育不良和矫正型大动脉转位等涉及的二尖瓣畸形。

Carpentier 根据乳头肌情况将二尖瓣狭窄分为两组：①乳头肌正常组，包括乳头肌交界融合，过多的瓣膜组织和瓣上环；②乳头肌异常组，包括降落伞型二尖瓣(单一乳头肌)，吊床形二尖瓣(多个乳头肌)，单个或两个乳头肌缺如。二尖瓣关闭不全主要的原因包括瓣环扩大、瓣膜本身病变和瓣下腱索或乳头肌发育异常。如合并其他心脏畸形，可加重血流动力学障碍。二尖瓣狭窄患者症状出现较早。

【诊断标准】

1. 症状与体征

主要表现为气促、喂养困难、生长缓慢、反复肺部感染和心衰。心尖部可闻及舒张期隆隆样杂音或收缩期吹风样杂音，肺动脉高压者可闻及 P_2 亢进。

2. 辅助检查

(1) X 线胸片　心影增大，可有肺淤血。

(2) 心电图　可有左心房增大，右心室肥厚等。

(3) 超声心动图　可明确诊断，显示瓣膜本身病变、瓣上隔膜样狭窄或瓣下腱索、乳头肌发育过长或断裂、瓣叶脱垂，以及二尖瓣关闭不全与反流程度等。

(4) 心导管检查及左心室造影　可进一步明确二尖瓣结构的病变、发现其他畸形、决定手术方式。

【治疗原则】

1. 手术适应证

先天性二尖瓣狭窄患者预后极差，出现症状后诊断明确即应尽早手术。二尖瓣关闭不全患者如症状不明显，发育不受影响，可延缓手术，最好能在 6～7 岁后手术。

2. 手术方法

(1) 二尖瓣上膜样狭窄　经左心房切口，切除瓣上隔膜样狭窄组织。

(2) 瓣膜交界融合型狭窄　切开融合的前交界和后交界至距瓣环 2cm 为止，切开瓣下融合乳头肌使其充分舒展。

(3) 二尖瓣关闭不全主要采用成形手术，根据具体的病理改变进行修复。

①瓣环扩张　可选用 Kay 交界缝缩术、De Vega 环缩术、Carpentier 环缩术。

②瓣膜穿孔　选择穿孔修补术。

③腱索异常　选择腱索缩短、腱索延长或腱索转移术。

④二尖瓣置换术　用于无法进行二尖瓣修复或成形失败的患者。

第二十四节　房室连接不协调与先天矫正型大动脉转位

房室连接不协调是形态右心房连接形态左心室、形态左心房连接形态右心室的畸形。这种患者心室动脉连接关系亦有变异，可以是不协调的，如先天矫正型大动脉转位(ccTGA)，也可能是右心室双出口或左心室双出口(DOLV)。单纯房室连接不协调(不伴有 TGA、DORV、DOLV)非常罕见。

【诊断标准】

1. 症状

可由合并心内畸形引起不同症状。较常见的是心律失常，尤其是心动过缓。

2. 体征

取决于合并心内畸形，如心前区收缩期杂音多数由房室瓣关闭不全所致。

3. 辅助检查

(1) X线胸片(心脏远达位) 多数有心影异常。如合并大动脉转位者肺动脉段弧消失。

(2) 心电图 常有房室传导阻滞及异常Q波。

(3) 超声心动图 可明确左右心房室瓣的形态、位置，有无骑跨、骑跨程度等，并观察主动脉、肺动脉的排列关系。

(4) 心导管及心血管造影 能够确定诊断，测定肺动脉的压力流量并推算肺血管阻力，有助于发现心内合并畸形，明确房室瓣情况及心室动脉连接关系。

【治疗原则】

1. 手术适应证

合并室间隔缺损及重度肺动脉高压的婴幼儿应进行肺动脉环缩术。合并重度房室瓣关闭不全者，应尽早进行瓣膜成形，纠正瓣膜关闭不全。合并心室双出口和大动脉转位者，应择期进行根治性手术。

2. 手术方法

(1) 单纯心室反位 其血流动力学异常与完全性大动脉转位相同，但房室关系不协调的水平不同：TGA是房室关系协调但心室动脉关系不协调，本病是房室关系不协调但心室动脉关系协调。手术可采用Mustard或Senning手术，室间隔缺损可经右心房或右心室闭合。

(2) 房室连接不协调合并矫正型大动脉转位 由于两个水平上的不协调互相抵消，患者的血流方向在生理上得以矫正。手术仅需纠正心内并发畸形(如室间隔缺损)，须注意避开室间隔缺损前上方右侧的传导束。

(3) 房室连接不协调合并心室双出口 手术方法与心室双出口类似，术式繁多。至今有些术式仍采用形态右心室(解剖左心室)担负形态左心室(解剖右心室)功能的策略。

第二十五节 主动脉弓中断

主动脉弓中断是指主动脉弓近侧弓、远侧弓和峡部任何两个节段之间完全失去解剖学上的连续性，占先天性心脏病发病率的1%～2%。

Celoric和Patton根据弓中断部位，将本病分为以下三型。

A型：中断位于左锁骨下动脉与动脉导管之间的主动脉峡部；

B型：中断位于左锁骨下动脉与左颈总动脉之间；

C型：中断位于无名动脉和左颈总动脉之间。

【诊断标准】

1. 症状

合并室间隔缺损的患儿常有充血性心力衰竭。下半身血供依靠动脉导管，一旦导管关闭，将出现无尿和严重酸中毒。

2. 体征

取决于合并心内畸形，如心前区收缩期杂音多数由合并室间隔缺损所致。

3. 辅助检查

(1) X线胸片（心脏远达位） 常有心脏增大、肺部充血。

(2) 心电图 常有左心室肥厚表现。

(3) 超声心动图 可显示主动脉弓中断畸形和类型及其他合并心血管畸形。

(4) 心脏CT及心血管造影 可以确定诊断。应在主动脉弓中断的近、远侧端均注入造影剂，以明确解剖关系。

【治疗原则】

1. 手术适应证

主动脉弓中断患儿自然死亡率很高，一旦确诊应立即手术治疗。合并心内畸形难以修复、肺血管已发生不可逆改变，为手术禁忌。

2. 术前准备

对合并严重心力衰竭和代谢性酸中毒的患儿，先给予药物治疗，待全身状态改善后尽快手术。

3. 手术方法

目前倾向采用主动脉弓中断和其他心内合并畸形的同期修复的策略。

(1) 单纯主动脉弓成形术 右侧卧位，经左胸后外侧切口，第4肋间进胸。游离降主动脉上端、动脉导管和近侧主动脉弓。若弓中断节段较短，可采用直接吻合术；若主动脉弓中断节段较长，可植入人工血管，同时将未闭的动脉导管结扎或切断缝合。

(2) 中低温持续灌注体外循环手术 正中开胸，游离升主动脉及头臂血管、肺动脉干及左、右肺动脉、上下腔静脉及无名静脉，套阻断带，动脉灌注管以Y型接头连接两条动脉插管。肝素化后升主动脉与主肺动脉分别插入动脉管，降温减流量，将降主动脉上端与升主动脉端-侧吻合，同时切断缝合动脉导管的肺动脉端。

第二十六节 肺动脉闭锁

肺动脉闭锁是少见的发绀型先天性心脏病，发病率占先天性心脏病的1%～3%。按室间隔是否完整分为两类。

(1) 室间隔完整的肺动脉闭锁，包括肺动脉闭锁，不同程度的右心室和三尖瓣发育不良，患儿存活依赖动脉导管的开放，因此新生儿期死亡率相当高；

(2) 合并室间隔缺损的肺动脉闭锁，亦称法洛四联症合并肺动脉闭锁，分三种亚型：A型是原位肺动脉存在，肺血流由动脉导管供应，无体肺侧支血管；B型是原位肺动脉及侧支均存在；C型没有真正的肺动脉，肺血均由粗大的体肺侧支供应。

【诊断标准】

1. 症状

最常见症状为发绀和低氧血症。

2. 体征

取决于合并心内畸形。

3. 辅助检查

(1) X线胸片(心脏远达位)　肺血减少，心影接近正常或减小。

(2) 心电图　右心室继发性肥厚。

(3) 超声心动图　可明确心内畸形、肺血管发育情况、粗大的体肺侧支和冠状动脉畸形。

(4) 心导管及心血管造影　提供血流动力学信息，明确体肺侧支的解剖。

(5) 实验室检查　血氧饱和度降低，血红细胞增多。

【治疗原则】

1. 手术适应证

发现后应尽早手术。肺动脉闭锁合并室间隔缺损的患儿在手术前应评估肺血管发育情况，如McGoon比值>1.2，可行一期根治手术；如合并粗大体肺侧支，可先行介入栓堵治疗；如肺血管发育过差，可先行增加肺血手术，以改善肺血管发育，增加二期手术的安全性。室间隔完整的肺动脉闭锁新生儿的生存依赖于动脉导管，均需分流或右心室减压术。

2. 手术方法

(1) 合并室间隔缺损的肺动脉闭锁　一期根治术采用深低温停循环或低温低流量灌注，切开右心室漏斗部，修补室间隔缺损；无主肺动脉的病例，可在右心室和肺动脉之间植入外管道，有主肺动脉残迹的病例，可用自体心包重建右心室流出道。对肺动脉发育差者，可先进行改良Blalock-Taussig等增加肺血的姑息手术，待肺血管发育改善后进行二期根治手术。

(2) 室间隔完整的肺动脉闭锁　属于急诊手术。三尖瓣及右心室顺应性良好的病例，可选择球囊瓣膜造瘘来进行右心室减压。大多新生儿可先进行体-肺动脉分流或右心室流出道补片加宽；术后6～18个月，若三尖瓣发育至正常大小，且患儿血氧饱和度保持稳定甚至增加，体重增加，即可进行二期双心室修复或者一个半心室修复。

第二十七节　左心发育不良综合征

左心发育不良综合征(hypoplastic leftheart syndrome)是左心系统的复杂先天畸形，主要病变包括主动脉瓣闭锁或严重狭窄，同时合并二尖瓣狭窄或闭锁，左心室、升主动脉及主动脉弓严重发育不全。

【诊断标准】

1. 症状

症状出现早晚和严重程度，常与心房间交通有无梗阻，动脉导管是否闭合有关；两处分流量决定了体、肺循环的血流量分配和血氧高低。出生后只有当动脉导管持续开放，患儿方可存活数周至数月。

2. 体征

心脏明显扩大，心率快，奔马律，可闻及胸骨左缘收缩期杂音及动脉导管未闭的连续性杂音，均不响亮。

3. 辅助检查

(1) X线胸片(心脏远达位)　右心增大，肺门影重，肺静脉显著淤血。

(2) 超声心动图　升主动脉细小、主动脉瓣闭锁、左心室腔小、二尖瓣活动不正常，可伴多种心脏畸形。

【治疗原则】

1. 手术适应证

患儿常于出生 1 个月内死亡，因此诊断一旦确定，应尽快手术治疗。一般建议先行 Norwood 手术。

2. Norwood 手术

(1) 第 1 期手术　目标是：使右心室到主动脉的体循环畅通无阻；调节肺动脉血流，使肺动脉压力降至正常或接近正常，保证肺血管正常发育；保证心房间有足够交通，以利于肺静脉回流。

(2) 第 2 期手术　第 1 期手术后 6～12 个月，根据肺血管阻力和右心室功能，决定进行一期 Fontan 手术或分期 Fontan 手术。

第二章　后天性心脏瓣膜病

后天性心脏瓣膜病的原因在我国仍以风湿性病变多见，但比例逐年减少，退行性变、缺血性病变造成的二尖瓣病变发病率逐年增加。少见原因有感染性心内膜炎、心脏肿瘤、外伤以及罕见的代谢疾病等。

第一节　二尖瓣狭窄

【诊断标准】

1. 症状

风湿性瓣膜病患者多有风湿热病史，但典型的症状如关节痛、低热、环形红斑、皮下结节等并不多见，往往被忽略和遗忘。女性多见，典型症状包括乏力、咳嗽、呼吸困难、发绀，严重者可有心衰、血栓栓塞及房颤等。

2. 体征

典型患者有二尖瓣面容，心前区触及舒张期震颤，心界扩大。心尖部闻及舒张中晚期递增型隆隆样杂音，瓣膜病变严重时杂音可呈递减性，并发房颤者脉搏不规律，心衰者可有胸腔积液及腹水，肝脏肿大及下肢水肿。

3. 辅助检查

(1) X 线胸片（心脏远达位）左心房扩大，肺动脉段突出，右心室和右心房增大，双心房影，食管受压移位及肺淤血，瓣膜钙化严重者二尖瓣环钙化影。

(2) 心电图　二尖瓣型 P 波，房颤，右心室肥厚，传导阻滞等。

(3) 超声心动　典型表现有瓣叶增厚，回声增强，活动僵硬，瓣膜钙化，瓣膜交界处粘连，瓣口狭窄，跨二尖瓣口压差增大，流速加快。

(4) 心导管检查　适用于症状与检查不相符，或怀疑合并冠心病的患者。

【治疗原则】

1. 术前准备

风湿活动期应给予抗风湿治疗，给予强心利尿等治疗，并注意抗血栓栓塞治疗及抗心律失常治疗。年龄超过 50 岁和年龄不足 50 岁但临床怀疑冠心病的患者需行冠状动脉造影和冠状动脉 CT 成像，以确定是否合并冠心病，并根据检查结果决定是否需要同期冠状动脉旁路移植术。

2. 治疗方法

(1) 经皮球囊二尖瓣成形术（PBMV）。

(2) 体外循环下直视二尖瓣成形术。

(3) 二尖瓣置换术。

3. 手术适应证

(1) 经皮球囊二尖瓣成形术（PBMV）的适应证

①单纯隔膜型和隔膜增厚型二尖瓣狭窄；

②超声证实左心房无附壁血栓，近三个月内无动脉栓塞；

③年轻，心功能Ⅱ到Ⅲ级，听诊有开瓣音。窦性心律，无栓塞史。瓣膜狭窄主要由交界融合引起，瓣叶活动度好，无明显钙化，左心房无血栓；

④某些情况如急性肺水肿、大量咯血、内科疗法无效、妊娠中期者。

(2) 直视二尖瓣成形术的适应证

①病史较长，瓣膜交界粘连，瓣膜增厚，轻度钙化。瓣下结构融合粘连，但无明显缩短，二尖瓣整体活动好。

②长期房颤，左心房明显扩大伴肺动脉高压与右心室肥厚劳损，特别是合并三尖瓣关闭不全，需做左心房折叠及三尖瓣成形术。

③合并左心房血栓。

(3) 二尖瓣置换术的适应证

①病史长，瓣叶及瓣下结构有严重病变者，不适宜球囊扩张或直视成形术。

②闭式扩张、球囊扩张和直视成形术后再狭窄，交界区、瓣下结构成团块甚至钙化。

③二尖瓣狭窄合并关闭不全，成形术无法修复或合并主动脉瓣狭窄或关闭不全。

④换瓣术后感染性心内膜炎，形成赘生物，穿孔及二尖瓣环硬化及老年性退行性病变。

4. 手术禁忌证

(1) 经皮球囊二尖瓣成形术(PBMV)的禁忌证

①隔膜漏斗型和漏斗型狭窄；

②中度以上的二尖瓣关闭不全；

③左心房内有附壁血栓或近期内有动脉栓塞；

④合并其他严重的瓣膜病变，如中度以上主动脉瓣反流；

⑤合并感染性心内膜炎或处于风湿活动期。

(2) 直视二尖瓣成形术的禁忌证

①风湿活动期；

②妊娠妇女，不适宜体外循环手术者。

(3) 二尖瓣置换术的高危因素及相对禁忌证

①风湿活动期应在风湿控制后择期手术；

②近期脑栓塞与脑血栓形成；

③高危因素：左心室功能不全、心肌已高度纤维化及左心室明显扩大、EF＜0.4 需慎重考虑。肺血管阻力极大，且不可逆病变者应慎重考虑。

5. 手术要点

手术切口大多选择胸部正中切口，也可采用胸壁侧切口。手术在体外循环下进行，心脏停跳和不停跳。

显露途径有三种。房间沟切口适用于左心房扩大的患者；右心房房间隔路径适用于左心房小，右心房大或三尖瓣探查的患者；双方路径适用于左、右心房都小的患者。

切除瓣膜，置换机械瓣或生物瓣，连续或间断缝合。

术后主要并发症包括：低心排综合征、左心室破裂、血栓栓塞、出血、人工瓣功能障碍、人工瓣心内膜炎、瓣周漏等。

以机械瓣替换二尖瓣后终生服用华法林，抗凝时凝血酶原时间的国际标准化比值维持在 1.8 到 2.5 之间。

第二节　二尖瓣关闭不全

【诊断标准】

1. 症状

早期可无症状，逐渐出现活动后心悸、气促，严重时可有反复肺部感染、呼吸困难、咯血，以及肺水肿、左心衰竭。可有房颤及动脉栓塞。

2. 体征

心尖搏动向左下移位和弥散性搏动，心尖处及局限性抬举性冲动，伴收缩期震颤。心尖向左下扩大，心尖部闻及全收缩期杂音，并向左腋下及左肩胛区传导，P_2 亢进。左心衰竭时可闻及舒张早期奔马律，双肺底湿啰音；右心衰竭时可有体循环淤血体征。

3. 辅助检查

(1) X 线胸片(心脏远达位)　可见肺纹理增粗，肺门影增大，肺动脉段突出，双心房影，食管受压移位及左心室扩大等。

(2) 心电图　窦性和房颤心率电轴左偏，左心房肥大及左心室肥厚。

(3) 超声心动　可见腱索乳头肌异常，如断裂、挛缩和冗长，瓣叶可有增厚。彩色多普勒可探及反流束；心内膜炎病例可见瓣膜穿孔，赘生物，腱索断裂和瓣膜脱垂，左心房、左心室扩大。

(4) 心导管检查及心血管造影　适用于症状体征与检查不相符，或怀疑合并冠心病等情况。

【治疗原则】

1. 保守治疗

早期及左心衰竭期以内科保守治疗为主，原则为强心利尿扩血管，改善心脏功能，同时给予抗风湿和抗心律失常治疗。

2. 外科治疗

(1) 二尖瓣成形术

①除瓣膜严重钙化破溃伴瓣下组织严重病变而不能修复外，大多数原因引起的二尖瓣关闭不全，如瓣环扩大、瓣叶缺损，腱索延长，乳头肌断裂及二尖瓣狭窄伴关闭不全均可能通过成形手术得以矫正。

②二尖瓣成形的技术种类繁多，主要包括瓣环成形、腱索延长、人工腱索、人工成形环、双孔技术等。

③二尖瓣成形手术的特殊风险包括：远期再次出现二尖瓣关闭不全或二尖瓣关闭不全进行性加重，需再次进行二尖瓣修复或进行二尖瓣置换。术后发生严重的溶血性贫血、肾衰竭，需进行二尖瓣置换术。

(2) 二尖瓣置换术适应证

凡不适宜做二尖瓣成形术者，均可施行二尖瓣置换术。

3. 介入治疗

随着介入技术的进步，二尖瓣介入治疗逐渐兴起，主要包括经皮或经心尖二尖瓣置换、二尖瓣人工腱索植入、二尖瓣人工瓣环植入。

第三节　主动脉瓣狭窄

【诊断标准】

1. 症状

男性多见。可有疲乏，运动后呼吸困难，头晕，重症者可出现运动后晕厥、心绞痛、左心衰竭、心源性猝死。

2. 体征

脉搏细弱和收缩压降低，心尖搏动向左下移位。可触及抬举性搏动与震颤。心界向左下扩大，主动脉瓣区可闻及全收缩期杂音，以及相对性二尖瓣关闭不全的吹风样收缩期杂音。

3. 辅助检查

(1) X 线胸片(心脏远达位)　可见升主动脉突出和扩张，心衰时可见左心室扩大和肺淤血。

(2) 心电图　可见电轴左偏，左心室肥厚劳损以及房室传导阻滞，左束支传导阻滞。

(3) 超声心动　主动脉瓣叶增厚，纤维化，钙化，僵硬，开放受限。主动脉瓣口狭窄，跨瓣压差增大，血流速度加快。

【治疗原则】

1. 保守治疗

轻度狭窄可进行内科保守治疗，定期严密随诊。

2. 手术方式

(1) 球囊扩张术　适用于中重度狭窄，同时不伴有轻度以上反流的无症状年轻患者，现临床较少应用。

(2) 主动脉瓣成形术　多数患者最终需进行主动脉瓣置换术。

(3) 主动脉瓣置换术　适用于有症状的患者，对主动脉根部细小的病例，瓣膜替换时扩大根部的方法如下。

①改良 Nicks 法　沿无冠窦中点切开主动脉瓣环用人工血管片，自体心包片等做菱形加宽，可扩大主动脉瓣环 1cm，但不损伤二尖瓣前叶。

②Manouguian 法　沿左无冠窦交界切开主动脉瓣环至二尖瓣前叶中点及左心房壁。可扩大主动脉瓣环 2.5～2.8cm。

③Konno 法　沿左右冠窦交界切开瓣环、右心室及室间隔，可扩大到任意程度，但损伤大，适用于左心室流出道狭窄和主动脉瓣环弥漫性发育不良的患者。

(4) ROSS 手术　将患者的自体肺动脉瓣移植到主动脉瓣位置，用同种异体瓣膜替换自身肺动脉瓣优点是无需抗凝并可能生长，缺点是肺动脉瓣和同种瓣的远期损坏，适用于年轻患者(1～30 岁)及特定人群(职业、宗教)等。

3. 手术适应证

(1) 有症状患者　平均跨瓣压差大于 50mmHg，有效开口面积 1.0cm^2 以下，无论心功能损害的严重程度如何均应进行主动脉瓣置换术。

(2) 无明显自觉症状或症状较轻的患者　瓣口狭窄明显，平均跨瓣压差超过 75mmHg 者也应进行手术。

(3) 平均跨瓣压差为 40～50mmHg，瓣口面积≤0.8cm^2，心电图示左心室进行性肥厚和劳损，主动脉瓣严重钙化者亦应手术。

(4) 左心室严重肥厚劳损伴左心衰竭者，应限期手术，否则会发生全心衰竭及不可逆的新功能损害，丧失手术机会。

(5) 晕厥和心绞痛明显，频繁发作者发生猝死可能性大，应尽早手术治疗。

(6) 主动脉瓣中度狭窄合并严重冠心病者，应同期进行主动脉瓣置换和冠状动脉旁路移植术。

4. 手术高危因素

(1) 晚期病例合并重度左心衰竭，经内科长期治疗无效心功能Ⅳ级者瓣膜替换风险极高，可考虑心脏移植。

(2) 75 岁以上的高龄患者，严重的心力衰竭合并冠状动脉病变者。

(3) 对于不适合外科开胸手术的高危重度主动瓣狭窄患者，经导管主动脉瓣植入术(TAVI)是一种可以选择的治疗方案。

第四节　主动脉瓣关闭不全

【诊断标准】

1. 症状

心悸，心尖搏动感及心前区不适，心绞痛，乏力加重，反复肺部感染。左心衰竭时可有呼吸困难，咯血，端坐呼吸等肺水肿症状，严重者可表现为猝死。

2. 体征

脉压增大，水冲脉，枪击音，毛细血管搏动征阳性，心尖搏动明显增强，并向左下移位，触之有抬举感，心浊音界向左下扩大，主动脉瓣区舒张期可闻及向心尖传导的递减型吹风样杂音，左心衰时可闻及双肺底湿啰音。

3. 辅助检查

(1) X 线胸片(心脏远达位)　升主动脉增宽，主动脉结突出，可有左心房扩大和肺淤血。

(2) 心电图　心肌劳损，可伴缺血性 ST-T 改变。

(3) 超声心动图　主动脉瓣增厚钙化，活动僵硬，瓣膜关闭不全，左心房、左心室扩大，血流反流入左心室；逆行主动脉造影见主动脉瓣反流。

【治疗原则】

1. 主动脉瓣成形术

通常有三种方法：主动脉瓣折叠悬吊术适用于主动脉瓣叶脱垂；瓣环环缩术适用于主动脉瓣环扩大而造成的关闭不全；主动脉瓣瓣叶修补术。

主动脉瓣成形术后早期和远期可能再次出现主动脉瓣关闭不全或主动脉瓣关闭不全进

行性加重，需再次进行主动脉瓣重建手术或进行主动脉瓣置换。

2. 主动脉瓣置换术

(1) 手术适应证

①出现心悸、气急、胸痛等症状，脉压增大，超过收缩压 1/2 以上。具有典型的枪击音、水冲脉等；胸片提示左心室扩大；心电图显示左心室肥厚劳损者。

②合并感染性心内膜炎者，应在感染控制、心功能改善后手术。但如发热或急性心衰难以控制，或反复出现动脉栓塞，超声心动图检查有赘生物者应紧急手术，但死亡率较高。

③临床症状轻微的患者，在随访过程中心脏进行性增大，左心室核素造影及超声心动图证实心功能进行性下降者。

④无症状患者的心胸比超过 55%。超声心动图提示左心室收缩末期直径＞55mm，应进行手术。当左心室收缩末期直径等于 50mm 和 EF＜40%，亦应手术。

⑤各种引起的急性主动关闭不全，因左心室不能承受突然增加的容量负荷，可能发生急性左心衰，应尽早手术。

以机械瓣替换主动瓣后，需终身服用华法林抗凝，使 INR 维持在 1.8 到 2.2 之间。

(2) 手术高危因素

①反复发生心力衰竭，主动脉瓣区反流杂音减弱，脉压不增宽，心电图电轴明显左偏(−30°)，同时出现前外侧壁心肌梗死时，施行手术危险性极高。

②心功能 4 级，X 线示左心室极度扩大，超声心动图示左心室收缩末期直径＞70mm。左心室短轴缩短率＜30%，表明心功能已发生不可逆损伤，瓣膜手术效果不良，可考虑心脏移植。

3. ROSS 手术。

4. 经心尖主动脉瓣植入术(TAVI)　对于高龄、低 EF、肺功能不全或肝肾功不全等行常规主动脉瓣置换高风险患者，可以选择经心尖 TAVI 手术。

第五节　风湿性联合瓣膜病

风湿性病变累积两个或两个以上的心脏瓣膜时，造成瓣膜的器质性损害，引起两个或两个以上瓣膜的狭窄和关闭不全，称联合瓣膜病。常见的联合瓣膜病有二尖瓣狭窄合并三尖瓣关闭不全、二尖瓣狭窄合并主动脉瓣狭窄和关闭不全、二尖瓣关闭不全合并主动脉瓣狭窄和关闭不全，以及二尖瓣、三尖瓣和主动脉瓣联合病变等。

【诊断标准】

根据各瓣膜病变的临床表现，超声心动图、心电图、X 线表现基本可做出诊断。

【治疗原则】

(1) 轻度多瓣膜病变和(或)心功能代偿期者可进行内科治疗。

(2) 严重多瓣膜病变和心功能失代偿期，应手术治疗。常用的手术方法有二尖瓣置换＋三尖瓣成形，二尖瓣置换＋主动脉瓣置换，主动脉瓣置换＋二尖瓣成形，主动脉瓣置换＋二尖瓣置换＋三尖瓣成形/置换。

(3) 二尖瓣病变继发显著三尖瓣关闭不全者，应同期处理三尖瓣病变，有益于术后早期右心功能的保护。尤其对于二尖瓣狭窄继发严重肺动脉高压的患者，进行三尖瓣修复可以防止反流，有利于维护右心功能，平稳度过术后早期，降低手术死亡率，并改善远期生存质量和存活率。

(4) 三尖瓣关闭不全多为功能性，常因前叶后叶瓣环扩大所致。三尖瓣成形术的常用方法有 De Vega 瓣环成形、Kay 成形等；当瓣环严重扩大时，可植入人工瓣环进行修复，常用人工成型环有 Carpentier 环和 Duran 软质环。

三尖瓣成形的风险包括：①术后早期和远期再次出现三尖瓣关闭不全，需要再次进行三尖瓣修复术或三尖瓣置换术；②术后可能出严重的心律失常，需植入永久性起搏器。

由风湿病引起的严重三尖瓣关闭不全，应进行三尖瓣置换术。以机械瓣置换三尖瓣后需终生服用华法林抗凝，使国际标准化比值维持在 2.5～3.5。

第三章　冠状动脉粥样硬化性心脏病

第一节　冠状动脉粥样硬化性心脏病

冠状动脉粥样硬化性心脏病（简称冠心病）又称缺血性心脏病，是由于冠状动脉粥样硬化病变引起冠状动脉的管腔狭窄或闭塞，导致心肌缺血缺氧，从而出现心绞痛、心肌梗死、心律失常、心力衰竭或猝死。心肌梗死可引起室间隔穿孔、房室瓣关闭不全、顽固心律失常、室壁瘤等严重并发症，危及生命。冠心病是中老年的常见病，目前我国冠心病的发病率和死亡率有逐年增高的趋势，已成为严重影响生活质量和威胁生命的主要疾病之一。

【诊断标准】

1. 症状与体征

(1) 心绞痛　稳定型心绞痛常在劳累后突然发生心前区绞痛或闷痛，也可出现上腹部闷痛。一般持续 2～3 分钟，疼痛可向左肩及左臂放射，停止活动、休息或口服硝酸甘油片后，可于数分钟内缓解。不稳定型心绞痛的发作与活动无明显关系，发作次数较多，持续时间延长但少于 30 分钟，休息或口含硝酸甘油常不能缓解。

(2) 急性心肌梗死　剧烈心绞痛持续时间较长，常伴恶心、呕吐、大汗淋漓、心律失常、血压下降，心衰或休克等表现，甚至可引起猝死。

(3) 体检　通常无特殊体征。发作时部分患者可有房性奔马律。心肌梗死时，心音常减弱，心律不齐，血压下降；可听到心包摩擦音。

(4) 并发症　心源性休克、室间隔穿孔、室壁瘤、二尖瓣乳头肌功能不全等可出现相应的临床表现和体征。

2. 辅助检查

(1) 实验室检查　有心肌梗死时，肌钙蛋白 I 或 T 升高，其是心肌的特异蛋白，对心肌损伤的判断极敏感。肌酸激酶同工酶（CK–MB）增高。

(2) X 线胸片　可见左心缘较饱满，主动脉弓略增宽。心绞痛发作时，心脏搏动减弱。

(3) 心电图和负荷心电图　心绞痛发作时，有 ST–T 改变，ST 段异常压低或抬高，T 波倒置。急性心肌梗死时有异常 Q 波、ST 段抬高或缺血性 T 波。可伴有各种心律失常，特别是室性心律失常和传导阻滞。缓解期心电图负荷试验常为阳性。

(4) 超声心动图　节段性室壁运动异常。存在心肌梗死合并症时，可有相应的发现。如二尖瓣关闭不全，室壁瘤等。

(5) 冠状动脉 CT 显像（冠脉 CTA）　可用于冠心病的初步检查。冠脉 CTA 正常者，罹患冠心病的可能性不大；冠脉 CTA 异常者建议行冠状动脉造影。

(6) 选择性冠状动脉造影和左心室造影　是诊断冠心病的“金标准”：冠状动脉造影能清楚显示病变的部位、范围和程度，病变远端的血管情况；左心室造影反映心脏舒缩功能，左心室射血分数及冠脉以外的病变等。为冠心病治疗选择（包括药物治疗、介入治疗、外科手术治疗）及预测治疗效果提供重要依据。

(7) 药物负荷心肌断层显像(ECT 心肌显像)。目前主要用于了解心肌有无明显缺血及心肌缺血范围。

(8) 正电子发射体层扫描(PET) 用于检测心肌灌注尤其是心肌代谢，是评估存活心肌的可靠指标。，对心功能差、心脏扩大的患者，提供能否手术依据，并可预判手术效果。

【治疗原则】

药物治疗和介入治疗是冠心病的重要治疗手段。外科治疗目的在于重建冠状动脉血流，为缺血心肌提供足量的氧合血，缓解心肌缺血缺氧，改善心功能，提高生活质量，延长生命。通常采用冠状动脉旁路移植术(CABG)，包括使用体外循环的 CABG(on-pump CABG)和不使用体外循环的 CABG(off-pump CABG，OPCAB 或 OPCABG)

1. CABG 的适应证

(1) 有心绞痛症状，同时有如下条件。

①内科药物治疗不能控制的稳定型心绞痛，明显影响体力活动和生活质量。

②冠状动脉左主干或多支血管病变引起的稳定型心绞痛。

③短期内科治疗无效的不稳定型心绞痛，心电图有明确的心肌缺血改变。

④心肌梗死后又出现心绞痛，提示有新的心肌缺血区存在，并证实冠状动脉左主干或主要分支有明显狭窄/阻塞病变。

(2) 冠状动脉病变情况

①冠状动脉左主干狭窄/阻塞病变大于 50%者。

②冠状动脉左前降支近侧高位狭窄/阻塞病变＞50%，不适宜做经皮冠状动脉腔内成形术(PTCA)者。

③临床症状明显，冠状动脉造影证实三支或多支病变，非广泛弥漫性狭窄病变，合并糖尿病患者更应考虑外科治疗。

(3) 内科介入治疗，支架植入术后出现严重再狭窄，症状复发。

(4) 进行其他心脏手术之前未做冠脉造影检查，但术中发现冠状动脉有明显硬结病变。

(5) 二次手术指征为症状再次加重，证实原血管桥闭塞或出现新的冠状动脉分支阻塞。

(6) 急诊情况

①心肌梗死后心绞痛反复发作，经溶栓等治疗后病情仍不稳定，冠状动脉造影显示病变符合手术条件者，应争取在急性心肌梗死后 6 小时内进行急诊 CABG，以改善梗死区心肌血供，缩小坏死面积。

②内科介入时穿破冠状动脉导致出血，或斑块剥脱堵塞远端管腔，心电图有持续缺血改变或心绞痛加重者。

2. CABG 的相对禁忌证

(1) 广泛、弥漫的冠状动脉阻塞性病变。

(2) 冠状动脉狭窄远端血管腔过细(直径小于 1mm)，或显影极差不通畅。

(3) 左心室功能低下，左心室射血分数(LVEF)＜25%，但无室壁瘤形成，左心室舒张末压(LVEDP)＞20mmHg。

(4) 合并严重肺或肾功能不全。

(5) 药物难以控制的严重高血压、糖尿病、甲亢等。

3. CABG 术式及要点

(1) 旁路材料的制备

①大隐静脉　大隐静脉(GSV 或 SVG)作为血管旁路的远期通畅率低，10 年时为 60%～75%。因此，游离大隐静脉时，应始终注意避免损伤。强调仔细解剖、操作轻柔，剪断、结扎其分支，明确无血管壁漏孔后，置于含罂粟碱或肝素的生理盐水中备用。

②乳内动脉　乳内动脉(IMA)的远期通畅率较大隐静脉高，带蒂的乳内动脉能根据生理需要调节血流量，为 CABG 时首选。一般选左乳内动脉作左前降支的旁路，右乳内动脉可作右冠状动脉主干的旁路，或与左乳内动脉相连接形成"Y"形桥行全动脉序贯搭桥。

游离乳内动脉时，连同伴行静脉、胸内筋膜及其周围组织作成一个带蒂血管桥：先在第 3～4 肋软骨平面游离，上至左锁骨下动脉起源处，下至第 6 肋间隙即乳内动脉分叉处。注意，切勿在全身肝素化之前切断乳内动脉的远端。以浸有罂粟碱溶液的纱布包绕血管蒂，防止乳内动脉痉挛。亦可使用不切取 IMA 周围的血管及其他组织，只游离出 IMA，用骨骼化(skeletonized)乳内动脉作为旁路。

③桡动脉　桡动脉(RA)的缺点是容易发生痉挛。如能较好地预防痉挛，桡动脉作为血管旁路的远期效果优于大隐静脉。游离桡动脉时可将伴行静脉一并取下，用加有钙通道阻滞剂或罂粟碱的全血反复冲洗，浸泡。亦可只游离出桡动脉作为血管旁路。

术前除可通过超声检查了解桡动脉和尺动脉的血流和前臂侧支循环情况外，还应进行 Allen 试验。用双手同时按压桡动脉和尺动脉，嘱患者反复用力握拳和张开手指 5～7 次至手掌变白，松开对尺动脉的压迫，继续保持压迫桡动脉，观察手掌颜色变化。若手掌颜色在 10 秒内迅速变红或恢复正常，表明尺、桡动脉间存在良好的侧支循环，即 Allen 试验阴性，可以切取桡动脉作为血管旁路；若 10 秒时手掌颜色仍为苍白，则 Allen 试验阳性，表明手掌侧支循环不良，不宜选用桡动脉作为旁路。

在前臂内侧沿桡动脉走行作切口，切开肌鞘，钝性分离肌肉，完整取下桡动脉。注意防止损伤动脉内膜。

④胃网膜动脉，目前使用较少。

(2) 体外循环下冠状动脉旁路移植术

①基本方法　在体外循环心脏低温停跳下，先将旁路血管与冠状动脉远端吻合，通过桥上注射液体探查吻合口质量及通畅情况，继而与升主动脉吻合，或心脏复跳后阻断部分升主动脉，再将旁路血管与升主动脉吻合。心肌保护一般采用首剂顺灌冷晶体或含血停搏液，此后间断正灌或持续逆灌心脏停搏液。术中注意通过吻合好的血管桥灌注停搏液。

②吻合技术　用 7-0 或 8-0 prolene 线将大隐静脉近端与冠状动脉间断或连续吻合，冠状动脉切口长度一般为 5～8mm。作大隐静脉-冠状动脉序贯吻合时，最远端用端-侧吻合，其他吻合口采用侧-侧吻合。

③桡动脉的吻合方法同大隐静脉，必须确保血管无张力和扭曲。桡动脉近心端可接于带蒂的乳内动脉上，形成 "Y"桥，也可接于升主动脉上。

④使用乳内动脉时，冠状动脉切口长度一般为 5～8mm。最好用 8-0 prolene 线作连续或间断吻合，在最后一针缝线完成之后打结之前，必须仔细排气。

⑤心脏复跳前/后，在主动脉壁上打孔，用 5-0 或 6-0 prolene 与大隐静脉作间断或连续吻合。

⑥注意事项　开放部分钳闭升主动脉时，静脉旁路必须彻底排气。停止体外循环前，必须注意旁路血管和吻合口有无漏血。对术前左心室功能严重受损或难以停止体外循环者，可植入主动脉内球囊反搏，心脏辅助装置。

(3) 非体外循环下冠状动脉旁路移植术(OPCAB)　对使用体外循环有禁忌或高风险的患者，适宜 OPCAB。OPCAB 手术操作过程应尽量同体外循环下的冠状动脉旁路移植术，尽量减少干预冠状动脉本身，尤其是冠状动脉病变部位的远端、吻合口附近冠状动脉内膜，以提高 OPCAB 桥的远期通畅率。

①OPCABG 所需的特殊器械为心表固定器，可将病变冠状动脉吻合口的部位加以暴露固定，使术者在吻合部位相对静止的状态下行血管吻合。

②因手术中心脏搬动较大，一般先将单根旁路血管与左前降支吻合，提供血流，然后根据需要可顺行或逆行吻合其他病变冠状动脉分支。

③为能有一个清洁的血管吻合术野，冠状动脉吻合口近端可用“哈巴狗”血管夹或弹性线绳短期阻断冠脉血流，温水冲洗术野血液。冠状动脉内分流栓的使用和吻合口远端冠状动脉的阻断对冠状动脉内膜损伤和通畅性的影响，有争议。

(4) 冠状动脉内膜剥脱术　围术期并发症较多，远期疗效尚可。常用于冠状动脉远端包括分支近端的完全闭塞，旁路血管与冠状动脉吻合有困难者。在病变冠状动脉主干或分叉部位纵行剖开冠状动脉外膜，显露淡黄硬化内膜斑块，应用器械如剥离匙剥离硬化的内膜，将硬化内膜自冠状动脉剥离拔出。剥离内膜斑块时注意避免损伤动脉后壁。剥脱内膜后应检查开口远端冠状动脉是否通畅，然后与旁路血管进行吻合，完成冠状动脉旁路移植手术。如对靶血管做内膜剥脱后，其开口变大，则需要用 8－0 prolene 缝闭一部分开口使残存开口与旁路血管内径相匹配——这个操作就是冠状动脉成形术，最后将冠状动脉切口与旁路血管吻合。

(5) 选择性冠状静脉动脉化　仅适用于右冠系统动脉不能搭桥病例。是指将旁路血管与病变冠状动脉伴行的冠状静脉进行吻合，阻断冠状静脉正常回流入冠状静脉窦通道，而使动脉血经冠状静脉系统逆行灌注心肌，从而改善心肌缺血，是治疗右冠状动脉弥漫性狭窄患者的手段之一。应注意桥血管流量不能太高，以免造成心肌损伤。

(6) 胸部小切口 CABG　包括左、右侧小切口，胸骨下段小切口、剑突下小切口等，但目前临床一般采用左侧胸骨第 4/5 肋间入路进行手术，尤其适用于单支病变和单纯左冠系统病变者。须使用专门的手术器械。适应证包括：单纯前降支或对角支病变；多支血管病变，不适合再行胸骨正中切口以及能耐受胸骨旁切口而不能耐受体外循环的高危患者；禁忌证则与患者胸廓、心脏的解剖结构，术者经验及手术器械和患者疾病背景密切相关。

(7) Hybrid(复合)手术　对某些特定病例，可采用胸部小切口与介入治疗(PCI)相结合的治疗方法。例如，经小切口行前降支 CABG＋其他病变血管的 PCI。

杂交手术的适应证如下所述。

①前降支近段重度病变且远端存在外科旁路移植的理想靶点；

②非前降支的病变均可通过 PCI 血运重建且病变相对简单；

③不存在双联抗血小板治疗的禁忌证。

此外，单纯左主干远端病变、传统开胸 CABG 手术高风险、缺乏可用的大隐静脉、升主动脉重度钙化不适合搭静脉桥，前降支病变不适合 PCI 等也是其相对适应证。

第二节　室间隔穿孔

室间隔急性穿孔常发生于心肌梗死后两周内，由透壁性心肌梗死所致，多发于室间隔前尖部，发生率占心肌梗死患者的1%～2%。室间隔穿孔后短时间内产生大量左向右分流，导致肺循环血流量增加，体循环血流量减少，因而出现心力衰竭，严重者出现心源性休克及多器官功能衰竭，心功能迅速恶化，1 周内死亡率可达 50%。内科药物治疗可短暂缓解病情，但大多数患者仍难免死于心力衰竭和并发症。因此，外科手术治疗仍然是目前挽救患者生命的重要手段。

【诊断标准】

1. 症状及体征

急性心肌梗死后心功能迅速恶化，在胸骨左缘 3-4 肋间或心尖区可闻及新出现的响亮的全收缩期杂音，一半以上患者可触及到心前区收缩期震颤，部分还可闻及心包摩擦音。

2. 超声心动图

具有确诊作用，能够发现室间隔穿孔的部位和大小，室间隔水平左向右分流，心脏结构和功能的变化。

【治疗原则】

1. 手术适应证

(1) 一经确诊应积极手术。手术修补穿孔是有效的方法，早期介入封堵缺损也有报道。早期进行修补，由于急性心肌梗死后患者心肌坏死及后继炎性反应导致心肌细胞水肿，对左心室的功能有严重影响，而且心肌组织脆弱，修补难度大，很容易出现补片缝针的撕脱，术后低心输出综合征发生率和死亡率均较高。

(2) 少数病情稳定的患者，可延迟到穿孔三周后再手术。此时坏死区室间隔有瘢痕形成，易于修复。延迟修复虽然病死率低，但有些患者血流动力学状况持续恶化，同样不容等待。

2. 手术禁忌证

(1) 已发生脏器功能衰竭。

(2) 后间隔穿孔伴严重心功能衰竭。

(3) 广泛心肌缺血，大面积室间隔穿孔。

3. 手术要点

(1) 尽量维持循环稳定，迅速建立体外循环，并加强心肌保护。

(2) 在透壁性心肌梗死部位作左心室切口，充分显露室间隔缺损。

(3) 如可能，小心修剪穿孔部位坏死组织，缝合线应可能置于能抗张力的心肌组织，以防止缝合口延迟性破裂。

(4) 检查二尖瓣的乳头肌及其腱索，如有完全断裂，同时替换二尖瓣。

(5) 用 4-0 prolene 线和涤纶补片闭合室间隔穿孔，缝线必须穿过健康心肌组织，并用垫片固定。前间隔的小穿孔可采用“三明治”式的直接缝合或双头针带垫片间断褥式缝合法。

(6) 适当延长辅助循环时间。难以脱离体外循环者，应及时植入主动脉内球囊反搏或心室辅助装置。

(7) 尽可能同期进行 CABG 术，为减少主动脉阻断时间，减少心肌缺血时间，CABG 可在主动脉开放时，体外循环并行下手术。

(8) 特定部位室间隔穿孔 Hybrid 手术。CABG+介入封堵技术闭合穿孔。

第三节　室　壁　瘤

左心室室壁瘤是透壁性心肌梗死常见的并发症，急性心肌梗死后有 10%～38%的存活患者于 2～8 周后形成室壁瘤，90%以上是左前降支或右后降支闭塞的结果。解剖学上室壁瘤可分为以下两种类型。

(1) 真性室壁瘤　室壁明显变薄，分界清楚，形成明确纤维化的瘤样膨大区域，其中 50%有附壁血栓形成。

(2) 假性室壁瘤　因梗死心肌破裂与心包粘连，出血机化包裹形成，自发破裂危险性更大。另有一类功能性室壁瘤，心肌缺血范围大，界限不清，包括无收缩功能、运动明显减弱及有反常运动的薄壁区，心肌与纤维组织交错。手术效果差不宜手术切除。

室壁瘤形成后常有反常运动，左心室壁受累达 10%以上即可使 LVEF 下降，切除反常的室壁瘤可改善心脏功能。室壁瘤患者 5 年自然死亡率为 30%～50%。室壁瘤外科手术后患者生存率明显高于非手术患者，5 年生存率可达到 70%以上。

【诊断标准】

1. 症状

表现为左心功能不全。可有心绞痛及心肌梗死病史。

2. 辅助检查

(1) X 线胸片　心影向左下扩大，心尖膨隆，透视下左心缘活动减弱并有矛盾运动。

(2) 心电图　可有 ST－T 改变，异常 Q 波及室性心律失常。

(3) 超声心动图　左心腔扩大，左心室壁活动减弱，室壁瘤处反常运动及附壁血栓，左心室射血分数明显下降。

(4) 冠状动脉及左心室造影　冠状动脉闭塞或严重狭窄，左心室病变部膨出及反常运动。

【治疗原则】

1. 手术适应证

(1) 心绞痛　室壁瘤切除后，心脏负荷减轻，耗氧量下降，心绞痛可缓解。

(2) 充血性心力衰竭　切除室壁瘤可消除左心室矛盾运动，提高射血分数。

(3) 顽固室性心律失常　与室壁瘤与心肌交界区域异常电活动有关。

(4) 血栓栓塞症状或证实有左心室附壁血栓。

(5) 假性室壁瘤　自发破裂可能性大。

应尽可能在心肌梗死发生 3 个月后手术切除。此时室壁瘤边界清楚，易于缝合修复。3 个月内手术死亡率较高。

2. 手术高危因素和相对禁忌证

(1) 严重心衰伴其他脏器功能衰竭。但充血性心力衰竭、反复室性心律失常或血栓栓塞均不是手术的禁忌证。

(2) 室壁瘤巨大，占左心室游离壁 50%以上。

(3) 累及二尖瓣乳头肌。

(4) 慢性室壁瘤伴心肌病。可利用放射性核素左心室显像鉴别。

(5) 功能性室壁瘤。可利用放射性核素左心室显像鉴别。

3. 手术要点

主要术式包括：闭式折叠(Bailey)、标准线性修复(三明治法，Cooley)、左心室几何重建(Jatene)及心室内环形补片成形(Dor 法)。

三明治法使用两块毡片将室壁瘤组织夹于其内缝合；Dor 法先做左心室成形，然后再用毡片加固瘤壁组织，缝闭心室切口。

(1) 手术在低温体外循环下进行。心脏停搏后，分离室壁瘤与心包间粘连。近来也有在心脏空跳状态下切除室壁痛，而不阻断冠脉循环的方法，可能对心肌保护有利。

(2) 正确判断室壁瘤范围，彻底清除附壁血栓，同时注意防止损伤乳头肌，尽量保留前降支。

(3) 如室壁瘤范围不大，可用“三明治法”。用 2 条涤纶毡片放在切口缘外侧，第一层用 2-0 线间断褥式缝合，第二层连续缝合。严密缝合切口，防止术后出血。

(4) 如心室扩大，室壁瘤范围较大，可用“Dor 法”。在心室内用 2-0 prolene 线于心肌坏死区和存活区分界处作环缩，使左心室容积缩小，然后用 prolene 线从心室内闭合心肌坏死区，或在心室内正常与坏死心肌之间作补片，使成形后的左心室形态更接近正常左心室，最后用两条涤纶毡片放在切口缘外侧，第一层用 2-0 prolene 线间断褥式缝合，第二层连续缝合。

(5) 若需同期 CABG，则在室壁瘤切除后进行。对于不在室壁瘤范围内的血管，可先行 CABG，再做室壁瘤切除。

(6) 非体外循环下的室壁瘤手术 适用于室壁瘤范围较小且无室壁瘤附壁血栓的病变。OPCAB 完成后，采用“三明治”法消除左心室反常运动。

第四节 缺血性二尖瓣关闭不全

心肌缺血和心肌梗死可影响左心室乳头肌，引起腱束断裂、松弛延长等，都会引起二尖瓣不全。由于前乳头肌供血侧支多于后乳头肌，所以后乳头肌缺血病变是前乳头肌病变的 3～5 倍。

【诊断标准】

1. 症状

有二尖瓣关闭不全或心肌梗死后左心功能不全表现。

2. 体征

心尖部闻及收缩期杂音或收缩期喀喇音。

3. 辅助检查

(1) X 线胸片(心脏远达位) 心影向左下扩大，左心房向后突出。

(2) 心电图 可有心肌缺血、心肌梗死的改变，电轴左偏，左心室高电压。

(3) 超声心动图 可明确诊断，确定腱索或乳头肌断裂、乳头肌功能障碍及二尖瓣反流程度。

(4) 冠状动脉及左心室造影　可明确冠状动脉阻塞、二尖瓣反流及左心室功能状态，并与心肌梗死后室间隔穿孔相鉴别。

【治疗原则】

1. 手术适应证

(1) 心肌梗死后急性二尖瓣关闭不全，左心功能恶化，常需紧急手术。

(2) 发生急性二尖瓣关闭不全后病情稳定，可推迟 1～2 个月，与 CABG 同期手术。

(3) 缺血导致的慢性二尖瓣关闭不全，中度及以上反流。

2. 手术禁忌证

(1) 重度心源性休克。

(2) 多脏器功能衰竭。

(3) 大面积心肌梗死急性恶化期。

3. 手术要点

(1) 急诊手术者，宜在主动脉内球囊反搏辅助下，迅速建立中低温体外循环。

(2) 采用房间沟或右心房–房间隔切口显露二尖瓣。

(3) 手术方法　手术尽量采用二尖瓣成形术，难于修复时再选择瓣膜替换术。

单纯瓣环扩大，可加用人工瓣环(目前推荐用小号硬质全环)；单个乳头肌断裂，特别是在心肌梗死两周后手术者，可采用断裂乳头肌修复术；如断裂的乳头肌难以修复，则采用二尖瓣置换术。

对于中度二尖瓣关闭不全且瓣环/瓣叶结构正常患者，可在非体外循环，环缩部分后瓣环心外膜。注意避免缝扎损伤右冠状动脉及冠状静脉窦。

第四章　主动脉疾病

第一节　胸主动脉瘤

由各种原因造成的主动脉局部或多处向外不可逆性的扩张或膨出，形成的“瘤样”扩张，称之为主动脉瘤。量化标准为：动脉管径扩张或膨出超过其正常管径的1.5倍以上。

主动脉瘤的常见病因包括：动脉壁中层囊性坏死或退变、遗传性疾病(Marfan综合征、血管型Ehlers–Danlos综合征及Loyes–Dietz综合征)、动脉粥样硬化、主动脉夹层、创伤、感染及先天性主动脉瘤。

根据动脉瘤的解剖部位分类，胸主动脉瘤包括根部动脉瘤、升主动脉瘤、主动脉弓部瘤、降主动脉瘤、累及膈下的胸腹主动脉瘤及腹主动脉瘤。其中，胸腹主动脉瘤病变范围广、手术治疗复杂。Crawford按照病变累及范围将其分为5型，即Crawford分型。Ⅰ型：病变累及胸降主动脉全程和肾动脉以上腹主动脉；Ⅱ型：病变累及胸腹主动脉全程；Ⅲ型：病变累及远段胸主动脉(第6胸椎平面以下)及腹主动脉全程；Ⅳ型：病变累及腹主动脉全程，包括内脏动脉(膈肌平面以下)，后来Safi又补充了第Ⅴ型：病变累及远段胸降主动脉(第6胸椎平面以下)和肾动脉以上腹主动脉(图4–1)。

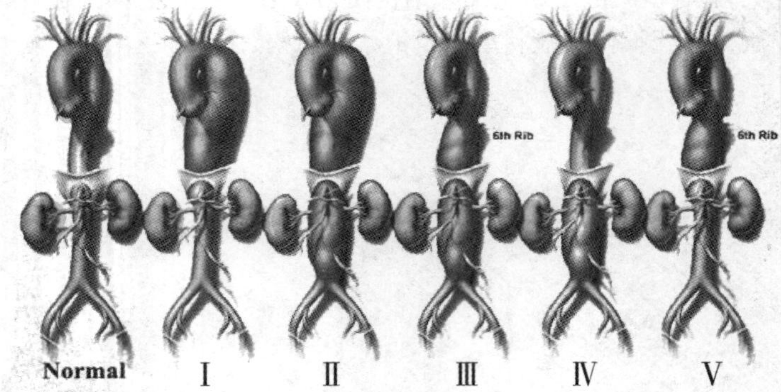

图4–1　Crawford胸腹主动脉瘤分型

【诊断标准】

1. 临床表现

除急性主动脉破裂或夹层形成外，早期多无明显症状。常在体检或因其他疾病就诊时偶然发现。随着瘤体增大，才出现疼痛、压迫症状。主动脉根部瘤常合并主动脉瓣关闭不全并累及冠状动脉，可出现心功能不全与心绞痛等症状。

(1) 疼痛　多为胸背部钝痛或刺痛，可呈持续性，可随呼吸或活动而加剧，疼痛可向右肩胛区、上肢或颈部放射。疼痛原因可能是动脉壁内神经因动脉壁扩张牵拉或交感神经节受到动脉瘤压迫所致。

(2) 压迫症状　动脉瘤刺激和压迫气管常常出现咳嗽和呼吸困难，严重时可引起肺不张；压迫上腔静脉，出现上腔静脉阻塞综合征的表现；压迫喉返神经而产生声音嘶哑或失音。压迫食管出现吞咽困难，破入气管或食管出现咯血或呕血，引起窒息或失血性休克而死亡。

(3) 左心功能不全与心绞痛　多与根部瘤合并严重主动脉瓣关闭不全有关。

2. 体征

(1) 马凡综合征可见到胸廓畸形，如漏斗胸、鸡胸等，动脉瘤腐蚀胸骨肋骨可引起胸廓膨出，扪及搏动性肿块。

(2) 上腔静脉阻塞综合征时可见颈静脉和胸静脉怒张、面颈肿胀和青紫。

(3) 声音嘶哑时，喉镜检查可见一侧声带麻痹。

(4) 胸前区可见异常浊音区，心浊音区增大，伴主动脉瓣、二尖瓣区杂音。

(5) 严重主动脉瓣关闭不全者，可闻及主动脉瓣区舒张期杂音，伴脉压增大及周围血管征。

(6) 压迫颈交感神经节可出现 Horner 综合征。

3. 检查

(1) 心电图　无特异性。

(2) X 线胸片或透视　可见纵隔影增宽，胸腔或纵隔内的异常包块影像，和受动脉瘤压迫所出现的心脏、气管和肺部变化有关。

(3) 超声心动图　可显示升主动脉的形态，动脉瘤直径的大小，主动脉瓣和二尖瓣的结构，瓣叶活动状态以及左心室的大小和收缩舒张功能情况。经食管超声心动图有助于升主动脉瘤和主动脉根部瘤的诊断，能精确地显示瓣膜、瘤体和心脏功能，及是否合并主动脉夹层。

(4) 多排螺旋 CT 血管成像（CTA）和磁共振成像（MRI）　可精确显示心血管的形态学变化，包括左心室、主动脉瓣及主动脉瘤大小、范围及分支血管的情况，并可以确定主动脉夹层内膜破口的位置，是目前可靠的无创诊断方法，对手术方式的选择具有指导意义。

(5) 主动脉造影或数字减影血管造影术（DSA）　属有创伤检查，目前多数情况下已被 CTA 和 MRI 所替代，目前主要用于腔内治疗。

4. 鉴别诊断

包括纵隔肿瘤、主动脉夹层、主动脉假性动脉瘤等。后者是指主动脉壁全层结构破坏，血液溢出血管腔外，被周围组织包裹，其动脉瘤壁已经没有主动脉壁的三层结构，为主动脉周围组织。

【治疗原则】

1. 手术适应证

当主动脉瘤体直径＞5cm、一年内瘤体直径增长＞1cm 或者患者伴有持续性疼痛，动脉瘤破裂机会较大，在无全身其他器官的手术禁忌证时，即应进行手术治疗。如合并冠心病、瓣膜病、头颈动脉狭窄病变等均应同时进行相应检查，考虑同期手术处理。

2. 手术禁忌证　心、肺、肝、肾功能严重损害，不允许手术者为禁忌。

3. 手术要点　根据不同的部位选择不同的治疗方法

(1) 手术方法　包括外科手术、腔内修复术和复合手术三类。

①外科手术　通过开胸或开腹将瘤体切除，并行人工血管替换。

②腔内修复术　用于胸降主动脉瘤的治疗。在瘤体部位植入覆膜支架，将瘤体封闭。

③复合手术　对于某些主动脉弓部瘤，可先进行弓部分支血管转流术，再进行腔内修复术。

(2) 手术注意事项

①主动脉弓部手术脑保护策略可采取深低温停循环、上腔静脉逆行灌注或右腋动脉插管顺行脑灌注等方法。

②胸降主动脉瘤手术应尽量保证脊髓血供防止截瘫发生，最大限度地保留肋间血管，特别是根大动脉。可采用左心转流或部分体外循环辅助。

③严格无菌操作，尽可能清除感染灶；积极处理围手术期出血情况；注意心、肺、肝、肾功能的状态与变化。

第二节　主动脉夹层

主动脉夹层系指各种原因造成的主动脉壁内膜破裂，血液经内膜撕裂口将中层分离形成夹层，夹层沿主动脉壁纵向和环形扩展，扩展范围可局限或广泛，广泛者可自升主动脉直至腹主动脉双髂动脉分叉处。主动脉夹层一旦发生，死亡率很高。

【分型】

(一) 国际分型

目前国际上应用最广泛的主动脉夹层分型方法是 Stanford 分型和 DeBakey 分型(图4-2)，主要依据是夹层累及的范围和内膜破口位置。DeBakeyⅠ型：内膜破口位于升主动脉近端，夹层累及升主动脉和主动脉弓，范围广泛者可同时累及胸降主动脉和腹主动脉。DeBakeyⅡ型：内膜破口位于升主动脉，夹层范围局限于升主动脉。DeBakeyⅢ型：破口位于左锁骨下动脉开口以远，升主动脉和主动脉弓未受累。Stanford A 型包括 DeBakeyⅠ型和DeBakeyⅡ型。Stanford B 型即 DeBakeyⅢ型。

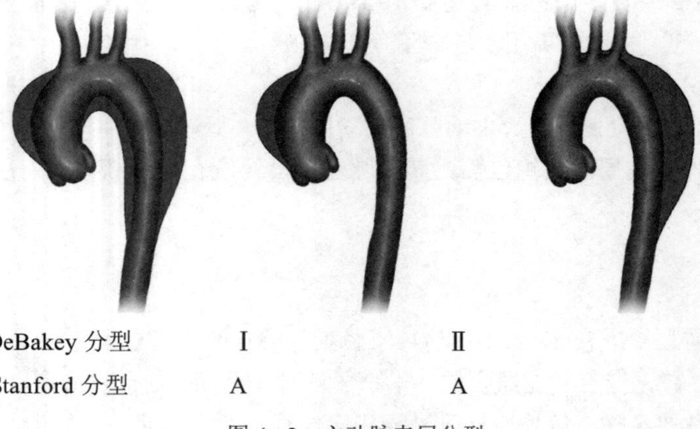

DeBakey 分型	Ⅰ	Ⅱ	Ⅲ
Stanford 分型	A	A	B

图 4-2　主动脉夹层分型

(二) 孙氏细化分型

孙立忠教授在 Stanford 分型基础上，总结我国主动脉夹层发病部位和特点，提出了主动脉夹层的孙氏细化分型，有利于制定主动脉夹层个性化治疗方案、确定手术时机、决定手术方式和预后评估。

1. Stanford A 型主动脉夹层的细化分型

(1) 主动脉根部病变的细化分型　根据主动脉窦部管径、主动脉瓣交界撕脱及程度和主动脉瓣关闭不全及程度，将 Stanford A 型夹层细化分为 3 种亚型(图 4－3)。

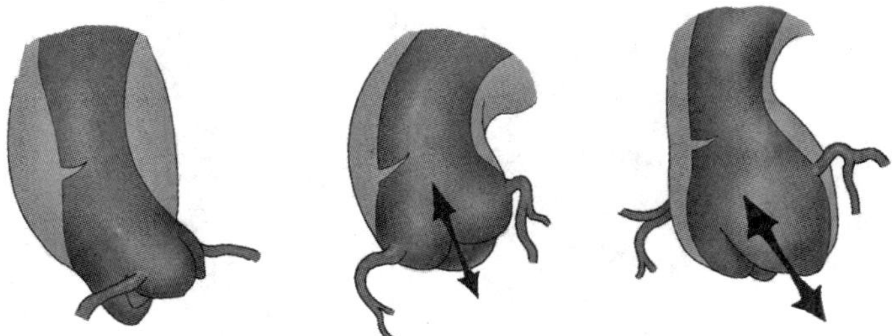

A1 窦管交界及近端正常型
A2 累及冠脉开口和(或)轻中度主动脉瓣关闭不全
A3 窦管交界及近端严重受累型

图 4－3　Stanford A 型主动脉夹层的孙氏细化分型

A1 型：窦部正常型，窦管交界和其近端正常，无或仅有一个主动脉瓣交界撕脱，无主动脉瓣关闭不全。

A2 型：主动脉根部轻度受累型，主动脉窦部管径＜3.5 cm，夹层累及右冠状动脉导致其开口处内膜部分或全部撕脱，有 1 个或两个主动脉瓣交界撕脱，轻度或中度主动脉瓣关闭不全。

A3 型：主动脉根部重度受累型，窦部管径 3.5～5.0 cm；或＞5.0 cm，窦管交界结构因内膜撕脱破坏，重度主动脉瓣关闭不全。

(2) 根据弓部病变/先天性基因缺陷细化分型

C 型：复杂型(C)，符合下列任意一项情况。

①原发内膜破口位于弓部或其远端，夹层逆向剥离至升主动脉或近端主动脉弓部。

②弓部或其远端有动脉瘤形成。

③弓部主要分支血管受夹层累及。

④基因缺陷性疾病。

⑤tevar 术后逆行剥离形成 a 型夹层。

⑥套筒样撕脱。

⑦根部/升主动脉替换术后弓部及远端出现夹层。

S 型：单纯型(S)原发内膜破口位于升主动脉，不合并上述 C 型任何病变。

诊断根据实际情况排列组合分型，如 A1C 型、A2S 型，等。

2. Stanford B 型主动脉夹层的细化分型

(1) 根据胸腹主动脉扩张部位和程度，将 Stanford B 型主动脉夹层分为 3 个亚型(图 4－4)。

B1 型：胸降主动脉近段型，主动脉无扩张或仅有胸降主动脉近段扩张，中远段无扩张或管径接近正常。

B2 型：全胸降主动脉型，整个胸降主动脉扩张，腹主动脉无扩张或管径接近正常。

B3 型：全胸降–腹主动脉型，整个胸降主动脉和腹主动脉均有扩张。

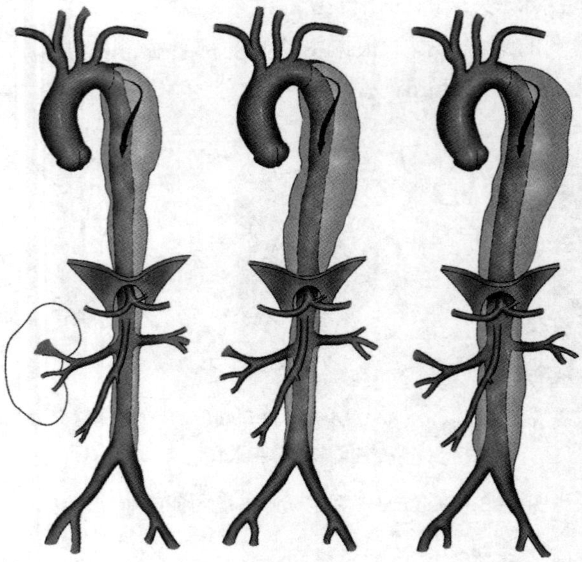

图 4–4　Stanford B 型主动脉夹层的细化分型

(2) 根据夹层是否累及主动脉弓的细化分型

C 型：复杂型(C 型)，夹层逆向累及左锁骨下动脉开口或远端主动脉弓部。

S 型：单纯型(S 型)，远端主动脉弓部未受累，夹层位于左锁骨下动脉开口远端降主动脉。

诊断根据实际情况排列组合分型，如 B1C 型等。

【诊断标准】

1. 临床表现

胸骨后及背部突发剧烈疼痛，疼痛呈撕裂样，止痛剂不能完全缓解。主要特点是突然发作，很少放射到颈肩；另一特征是放射性，疼痛突发向腹部甚至大腿放射，提示夹层向远端撕裂。

2. 体征

不同部位的主动脉夹层可出现不同主动脉分支受压和阻塞的症状及体征。

3. 影像诊断

(1) X 线胸片　可提供一些间接征象，不能区别真腔假腔及内膜破口，诊断无特异性。

(2) 主动脉造影或 DSA 为有创检查，现今除了在主动脉夹层介入治疗过程中应用外，已基本被无创的 CTA 或 MRI 所替代。

(3) 超声心动图　多普勒二维超声检查尤其是经食管超声，可明确夹层的范围，内膜撕裂部位以及真、假腔，以及心脏与瓣膜的功能状态，并准确显示主动脉瓣反流、心包积液和冠状动脉开口受累情况，对主动脉夹层诊断的敏感度和特异度可达 95%。但对主动脉的某些节段显示不清。

(4) 多排螺旋 CT 血管成像和主动脉成像(CTA 和 MRI)　二者对主动脉夹层诊断的特异性和敏感度接近 100%，为诊断的“金标准”。CTA 可显示主动脉夹层的征象(内膜片、真腔和假腔、内膜破口等）及分支血管受累情况，并且检查速度快，更适宜急性主动脉夹层患者的检查。MRI 可提供多平面多序列影像，对软组织，积液、出血及血管壁的显示更敏感，同时能进行功能评价；但检查耗时长，不利于急性和重症患者检查。

【治疗原则】

1. 处理原则

(1) 一经确诊应立即给予循环监护，维持生命体征稳定。

(2) 内科治疗的核心是解除疼痛和控制血压，特别是减小主动脉壁所受压力；减小血压波动范围，降低脉压和左心室搏动张力。心率控制在 60～80 次/分，收缩压控制在 100～120mmHg，平均压 60～70mmHg。

(3) 生命体征稳定后，应进行超声心动图或 CTA 检查，明确诊断，确定治疗方案。

(4) Stanford A 型主动脉夹层应急诊手术；Stanford B 型主动脉夹层，手术治疗，腔内修复或内科治疗，指南在进一步制定中。

2. 急诊手术指征

(1) 急性 Stanford A 型主动脉夹层。

(2) 药物不能控制疼痛或不能控制血压的急性主动脉夹层患者。

(3) 有重要器官（心、脑、肾）供血障碍持续加重的症状与体征。

(4) 出现破裂或有破裂先兆的 Stanford B 型主动脉夹层。

3. 外科手术方式

(1) 近端手术方式

① Stanford A1 型夹层　单纯升主动脉人工血管替换术。

② Stanford A2 和 A3 型夹层

a. 窦部病变轻，主动脉瓣反流量少者，可进行窦部成形＋主动脉瓣交界悬吊；

b. 窦部病变重，主动脉瓣有少至中等量反流，可进行 David 手术（即保留主动脉瓣的主动脉根部替换术），或部分主动脉窦部置换＋主动脉瓣成形；

c. 伴主动脉瓣中到大量反流的 A2 和 A3 型主动脉夹层。

Bentall 手术，即带瓣管道行主动脉瓣及升主动脉替换＋冠状动脉再植于带瓣管道；

Cabrol 手术，为 Bentall 手术的改良方法，即带瓣管道行主动脉瓣及升主动脉替换＋冠状动脉经人工血管再植于带瓣管道，用直径 8 或 10mm 人工血管两端分别与左右冠状动脉开口作端端吻合，再与带瓣管道侧侧吻合。

Wheat 手术，即主动脉瓣替换＋升主动脉替换，但保留主动脉窦部。

(2) 主动脉弓部处理　对 Stanford A 型夹层累及主动脉弓的情况，采用四分叉人工血管行主动脉弓替换＋支架象鼻手术（图 4–5）。

孙氏手术的适应证如下所述。

①累及主动脉升弓降部的胸主动脉瘤；

②原发破口位于主动脉弓和降主动脉的 Stanford A 型主动脉夹层；

③头臂血管严重受损的 Stanford A 型主动脉夹层；

④Marfan 综合征合并 Stanford A 型主动脉夹层。

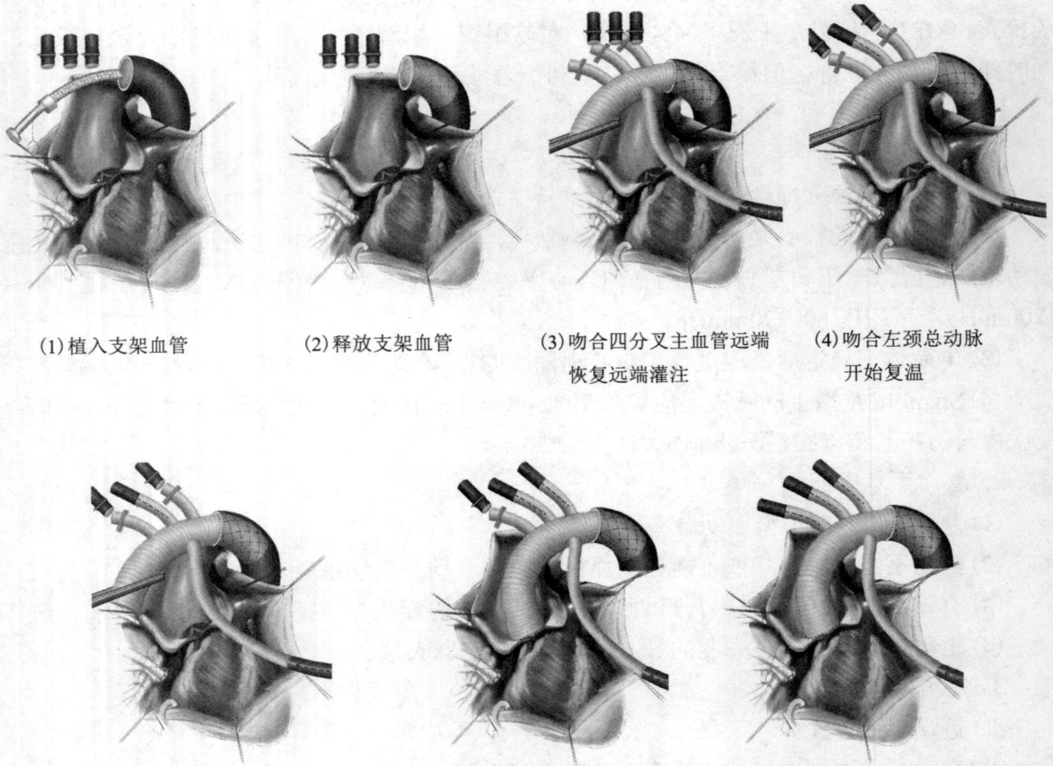

(1) 植入支架血管　(2) 释放支架血管　(3) 吻合四分叉主血管远端恢复远端灌注　(4) 吻合左颈总动脉开始复温

(5) 吻合四分叉主血管近端　(6) 吻合左锁骨下动脉恢复心肌灌注　(7) 吻合无名动脉

图 4-5　孙氏手术示意图

(3) Stanford B 型夹层：对于 Stanford B 型主动脉夹层患者在急性期或亚急性选择何种治疗方法，国内外还存在许多争议。

①B1S 型可行腔内血管覆膜支架植入术，亚急性期(发病后 1～2 周)是介入治疗的最佳时机。

②部分 B1C 型(特别是老年病例)，即夹层累及头臂动脉，可以进行头臂动脉转流术+腔内血管覆膜支架植入术，即复合手术。

③累及弓部的 BC 型可行支架象鼻手术。

④B2 型可以进行部分胸降主动脉替换术。

⑤B3 型可以进行全胸腹主动脉人工血管替换术。

第三节　主动脉壁内血肿

主动脉壁内血肿(IMH)是主动脉夹层的一种特殊类型或先兆病变，亦称为“没有内膜破口的主动脉夹层”。多数认为主动脉壁内血肿是由于主动脉壁内滋养血管自发破裂出血，引起主动脉壁环形或新月形增厚。高血压、动脉硬化是最常见的病因，通常合并主动脉溃疡。其分型参照主动脉夹层。

【诊断标准】

1. 临床表现

与主动脉夹层非常相似，表现为突发的胸背部剧痛。

2. 影像诊断

(1) 超声心动图　主动脉壁增厚。

(2) CTA 和 MRI　可以确诊，并明确是否合并溃疡。影像学诊断主动脉壁内血肿的主要依据是主动脉壁呈环形或新月形增厚，其厚度≥5mm，没有内膜破口；没有真假腔血流交通；主动脉腔内缘表面光整。

【治疗原则】

多数研究认为主动脉壁间血肿的预后结果类似于典型主动脉夹层，主张 A 型主动脉壁间血肿早期手术治疗，而 B 型主动脉壁间血肿采用内科保守治疗。

壁内血肿可以保守治疗，但如合并以下情况，要积极手术：①受累主动脉最大管径≥60mm；②主动脉管径和血肿厚度增大；③出现溃疡样病变增大；④出现主动脉破裂。

第四节　穿透性动脉粥样硬化性溃疡

穿透性动脉粥样硬化性溃疡(penetrating atherosclerotic ulcers，PAU)是在主动脉粥样硬化斑块基础上形成的溃疡。其特征性病理改变是粥样硬化斑块破裂形成溃疡，溃疡可穿透内弹力层并在动脉壁中层内形成血肿，血肿范围不等，往往是局限的或者只延伸数厘米，但不形成假腔。PAU 多数发生于胸降主动脉中远段和腹主动脉，少数也可发生于升主动脉或主动脉弓。高血压、高龄和全身动脉粥样硬化是 PAU 的最主要诱因。

【诊断标准】

1. 临床表现

常以其他心脑血管疾病(脑卒中、冠心病和周围血管病)就诊，多数患者就诊时有高血压。平均发病年龄 65 岁(56～79 岁)，明显高于主动脉夹层和主动脉壁间血肿的发病年龄。部分患者有类似典型主动脉夹层的急性胸痛或胸背痛的临床表现。

2. 影像学检查是最主要诊断方法

影像学主要表现是广泛主动脉壁粥样硬化和突出于主动脉腔的溃疡(或龛影)，而没有内膜片和夹层。

(1) CTA　显示特征性弥漫性主动脉壁粥样硬化改变，即主动脉壁不规则增厚和钙化，并伴有单发或多发溃疡样病变(即龛影)。PAU 周围可伴有不同程度的主动脉壁内血肿，其范围可局限或弥漫。CTA 可显示 PAU 的并发症，包括假性动脉瘤和主动脉破裂等。

(2) MRI　可显示增厚主动脉壁特征性病理改变，包括主动脉粥样硬化斑块、IMH 和附壁血栓等；可评价 PAU 伴血肿的病程，即新鲜出血或陈旧性血栓，但不能显示内膜钙化斑块。

【治疗原则】

1. 高龄和手术治疗风险大的患者，建议选择保守治疗，严格控制血压，密切临床随访。

2. 如果患者出现持续或反复的疼痛、血液动力学不稳定，或有形成假性动脉瘤或主动脉破裂的征象，则需急诊外科手术，但手术治疗的并发症和死亡率也较高。

（3）腔内修复术适用于溃疡发生在胸降主动脉和不适应外科手术的患者。溃疡发生于主动脉弓部的患者也可采用复合手术治疗。

第五节　主动脉外科遗传综合征

一、Marfan 综合征

Marfan 综合征（MFS），即马凡综合征，是由第 15 号染色体长臂上编码原纤蛋白–1 的基因（FBN1）突变导致的常染色体显性遗传结缔组织疾病。患者弹力纤维减少，易于出现退行性变和坏死，累及心血管系统、骨骼、肌肉、韧带和结缔组织。其家族遗传率 80%，人群发病率为 0.04‰～0.10‰，男女发病率相等。

患者骨骼畸形最常见，全身管状骨细长，手指和脚趾细长呈蜘蛛脚样。眼可有晶体半脱位、视网膜剥离等。心血管系统异常占 40%～60%，包括由于主动脉中层弹力纤维发育不全，中层囊样坏死而引起的主动脉瘤样扩张，主动脉壁变薄而形成主动脉瘤、主动脉夹层，累及主动脉瓣环而发生主动脉瓣关闭不全。二尖瓣脱垂、二尖瓣关闭不全亦属重要表现。

MFS 的主要危害是心血管病变。特别是当合并主动脉瘤时，主动脉扩张到一定程度以后，将造成主动脉破裂死亡。本病预后较差，可发生猝死。心血管并发症占已知死因的 92%，主要死因为：主动脉根部扩张→升主动脉瘤→主动脉夹层破裂和充血性心力衰竭。

【临床诊断】

1. 症状

大多数幼儿及儿童并无症状，首次诊断 MFS 大多是由于心血管以外的表现。成年患者的主诉，除体格异常与关节松弛外，主要是心脏功能不全及升主动脉瘤压迫导致的症状，出现急性主动脉夹层时则出现相应症状如心前区撕裂样疼痛等。

2. 体征

(1) 一般体征　躯体形态异常，蜘蛛趾（指）；高度近视或眼晶状体移位，眼裂窄；胸骨畸形（扁平胸、鸡胸），韧带松弛。

(2) 心血管体征　脉压增宽，血压高，血管周围征阳性，心脏增大，主动脉区有双期杂音，心尖部有吹风样收缩期杂音。

3. 检查

(1) 实验室检查　红细胞沉降率增快，血丙种球蛋白和碱性磷酸酶增多，血黏蛋白减少，尿胱氨酸增加等。

(2) 心电图　可出现心电轴左偏，左心室肥大及劳损，各导联的 ST 段有不同程度降低，少数有心律失常如房性或室性早搏。

(3) X 线胸片　纵隔影增宽。心影增大，呈主动脉型，主动脉根部及升主动脉增大。主动脉弓迂曲延长。

(4) 超声心动图　升主动脉形态梨样改变。可见主动脉瓣窦瘤样扩大，主动脉瓣关闭不全。

(5) CTA 与 MRI　是诊断 MFS 心血管病变的无创伤检查。

【诊断标准与鉴别诊断】

Marfan 综合征的诊断现采用 2010 年修订 Ghent 诊断标准。此标准以主动脉根部瘤和晶状体脱位为主要参考指标，可对伴有家族史和无家族史的患者做出诊断。

需与 MFS 鉴别的遗传性疾病包括 Loeys–Dietz 综合征、血管型 Ehlers–Danlos 综合征和 Sphrintzen–Goldberg 综合征等。

【治疗原则】

Marfan 综合征确诊后，推荐每 6 月进行一次超声心动图，测量主动脉根部和升主动脉直径，确定主动脉扩张的速率。如主动脉直径趋于稳定，影像学检查可延长至每年 1 次；若主动脉最大直径≥4.5cm，或主动脉直径增长加快，影像学检查的间隔应该缩短。

目前尚无特殊治疗方法，内科治疗以休息、预防感染、对症支持为主，减少主动脉破裂的机会，延缓主动脉扩张的速度。

1. 手术适应证

MFS 患者在主动脉直径较小时即有发展为主动脉夹层的趋势，所以当主动脉根部或升主动脉外径达到 45mm 时，应考虑外科手术。当主动脉直径扩张速度大于 5mm/年，在主动脉直径小于 45mm 时有发生主动脉夹层的家族史，伴有严重的主动脉瓣反流时，在主动脉外径小于 45mm 时也可考虑手术。

2. 手术要点

(1) 对于主动脉根部瘤，常用的手术方法为 Bentall 手术，即带瓣人工血管替换升主动脉及主动脉瓣＋左右冠状动脉再植。也可采用 Cabrol 手术。

(2) 合并二尖瓣关闭不全，可同期进行二尖瓣置换/成形术。

(3) 对于发生 Stanford A 型或 B 型主动脉夹层累及弓部的患者，推荐进行积极的全主动脉弓置换＋支架象鼻植入术(孙氏手术)。

3. 其他

Marfan 综合征患者的主动脉壁较为脆弱，腔内支架植入后，支架锚定区的主动脉壁易于发生扩张和形成内漏，因此 MFS 患者发生主动脉夹层，不推荐进行介入支架治疗。

二、血管型 Ehlers–Danlos 综合征

血管型 Ehlers–Danlos 综合征(vEDS)是一种少见的常染色体显性遗传病，是由编码Ⅲ型胶原组装蛋白的 COL3A1 基因突变导致，但约 50%患者由新的突变引起。vEDS 常表现为易于挫伤、皮肤菲薄(苍白、半透明、可见皮肤的小静脉动脉)、关节活动度大、特征性面容，血管并发症倾向于影响大中型动脉直径，还可发生子宫/胃肠道破裂。胃肠道的破裂常先于动脉破裂发生，大部分患者在胃肠道破裂后幸存。动脉破裂在此病的致命并发症中占有很大比例，大部分患者死于累及胸、腹主动脉的夹层或动脉破裂。平均寿命约 48 岁。

vEDS 应与 Loeys–Dietz 综合征和 Marfan 综合征进行鉴别。Loeys–Dietz 综合征更多地表现为动脉褶曲、动脉瘤和悬雍垂裂等。而 Marfan 综合征的心血管病变主要集中在主动脉，体格检查也可鉴别。

对 vEDS 无针对性的治疗。药物治疗主要用于控制血压(收缩压＜120mmHg)和减少动脉粥样硬化高危因素。对于 vEDS 患者优先考虑使用非侵入性的血管影像学检查，预防性手术的效果不佳。当 vEDS 患者出现主动脉夹层或者主动脉根部瘤时，不建议腔内介入治

疗，精细操作和使用垫片加固吻合口，可达到较为满意的外科疗效。

三、Loeys-Dietz 综合征

Loeys－Dietz综合征（LDS）为由转化生长因子受体1或2（TGFBR1/2）基因突变导致的常染色体显性遗传病，主要累及心血管系统、骨骼系统、面部和皮肤。临床表现可概括为：动脉曲张、主动脉以外的动脉瘤或动脉夹层及悬雍垂裂三联征。

心血管系统主要表现为主动脉扩张和主动脉褶曲。主动脉根部（尤其是窦部）扩张是最为重要的表现。确诊时约2/3的患者已发生主动脉根部瘤。所有患者最终都会进展为主动脉根部扩张，平均寿命26岁。53%的发生远离主动脉根部的动脉瘤，仅使用超声检查主动脉根部是不够的，建议每年进行一次自头至骨盆水平的MRI或CTA检查。

骨骼系统表现与MFS重叠较多，LDS患者中关节松弛、漏斗胸和脊柱侧凸亦较常见；Marfan患者中较为常见的细长指（趾）在LDS患者中较为少见。此外，MFS患者眼裂窄，而LDS患者眼裂宽。与vEDS的临床鉴别可依据悬雍垂裂这一特征。

对LDS患者进行积极的外科治疗效果较好，目前推荐患者在主动脉直径较小时进行手术治疗；标准为经食管超声心动图测定主动脉外径＞42mm或CTA/MRI测定的主动脉外径≥46mm。不建议行主动脉腔内治疗。

第六节　锁骨下动脉窃血综合征

锁骨下动脉窃血综合征是椎－基底动脉供血不全为主而致的一组症状与体征。由于锁骨下动脉或无名动脉近心端阻塞，导致脑血流经Willis动脉环，再经同侧椎动脉“虹吸”引流，使部分脑血流被“盗取”，逆行灌注患侧上肢，从而引起脑局部缺血。

【诊断标准】

1. 临床表现

(1) 脑局部缺血（基底动脉供血不全）头晕、眩晕、头痛、发音困难、平衡失调、共济失调、晕厥、神经错乱、局灶性癫痫、幻嗅和脑卒中发作。椎－基底动脉供血不全通常为一过性，并反复发作，但也可发生永久性神经系损害。

(2) 患体上肢缺血麻木、运动不良、易倦、凉冷、感觉异常、指尖坏死等。

2. 体征

(1) 可有一侧上肢血压下降或无脉。

(2) 锁骨上窝可闻及血管杂音。

3. 检查

(1) 患肢运动试验、颈动脉压迫试验、双侧同测量血压与脉搏时间法、眼底动脉压力测量法等检查均可提示此病，但不能确诊。

(2) 动脉造影和数字减影检查可以确诊。

(3) 多普勒超声、CTA及MRI确诊率较高，可为手术疗效及远期随访提供方便、简单的手段。

【治疗原则】

1. 介入治疗

尽管此方法较简单，但存在动脉内膜破碎，血栓脱落而致脑栓塞危险和易于再发狭窄，

有一定失败率，应采取慎重的态度。

2. 手术治疗

(1) 经胸恢复椎动脉正向血流的手术：经胸切口施行动脉内膜血栓切除或同期动脉补片成形术、转流术或人工血管移植手术是常用的手术方法。对于无名动脉右锁骨下动脉与右颈总动脉，胸骨正中切口可提供满意的显露，但对于左锁骨下动脉则由于解剖关系显露不佳。

(2) 经胸外切口恢复椎动脉正向血流的手术为避免开胸手术的创伤，有许多经胸外切口的手术方法，常采用颈总动脉锁骨下动脉移植转流术，(左/右)锁骨下动脉 –(右/左)锁骨下动脉或(左/右)腋动脉 –(右/左)腋动脉人工血管移植转流术。

第七节　主动脉弓分支阻塞征

主动脉弓分支阻塞征是指由于无名动脉、颈动脉、锁骨下动脉、椎动脉的腔内狭窄和闭塞或腔外压迫所致的一组症状与体征。

【诊断标准】

1. 临床表现

临床症状取决于阻塞分支血管的部位、程度和数量，以及有无侧支循环和侧支循环是否充分。一般分为两大类。

(1) 脑缺血引起的中枢神经系统的症状及体征。

(2) 患侧上肢缺血，导致上肢无力、易倦、感觉异常及患肢运动障碍。

2. 检查

(1) 多普勒超声　用于检查两侧颈动脉及脑血管情况，了解动脉内血流速度、流量及管腔狭窄程度，协助诊断及治疗。

(2) CTA 及 MRA　有重要诊断价值。MRI 对于脑缺血更敏感。

(3) 动脉造影和数字减影术(DSA) 属有创检查，有助于术式选择。

【治疗原则】

1. 腔内球囊血管成形术

适用于锁骨下动脉近心端的阻塞，特别是已有锁骨下动脉窃血综合征者，此时发生脑栓塞的概率减小。

2. 激光腔内成形术和球囊血管成形术

利用激光使斑块汽化而解除阻塞，绝大多数病例在用激光汽化后，再继以球囊扩张。

3. 内膜剥脱和补片成形术

适用于颈总动脉、无名动脉、颈内动脉、锁骨下动脉及椎动脉的阻塞。

4. 胸外血管转流术

包括锁骨下动脉 – 颈动脉转流术、锁骨下动脉 – 锁骨下动脉转流术或腋动脉 – 腋动脉转流术，适用于单纯颈总动脉或锁骨下动脉阻塞者。

5. 胸内血管转流术或斑块内膜剥脱术

可避免多根血管在胸廓出口处被压而影响疗效。但对于老年人特别是心肝功能受损者，仍应选择胸外手术。

第五章　心包及其他心脏疾病

第一节　急性化脓性心包炎

急性化脓性心包炎是致病菌侵犯心包引起的急性炎症。病原菌通常为葡萄球菌、链球菌等。感染途径有：①邻近器官的感染扩散；②血源性感染。心包遭受急性感染后，其浆膜层充血水肿，大量白细胞浸润及浆液纤维素性渗出，积聚在心包腔内。如增长过速，可使心包腔内压力骤然升高导致心脏压塞。

【诊断标准】

(1) 多为继发性感染所致，原发感染灶可能为肺炎、膈下感染、化脓性骨髓炎和败血症等。

(2) 有胸痛、高热、胸闷、气短等症状。

(3) 不同程度的心脏压塞征象。

(4) X 线胸片　心影向两侧扩大，心缘弧度消失，心搏减弱。

(5) 心电图　QRS 波低电压，T 波倒置。

(6) 超声心动图　心包腔积液征象。

(7) 心包腔穿刺　抽出脓性积液，脓液涂片或培养有化脓菌生长。

【治疗原则】

1. 治疗目的

控制感染，排出脓液和引流心包，尽快解除心脏压塞，避免因治疗不及时或不彻底而形成的慢性缩窄性心包炎。

2. 手术指征

化脓性心包炎诊断明确，经内科治疗(包括穿刺术)，中毒症状仍无缓解，应考虑心包切开引流术；如病史长，脓液稠厚，引流不畅，心包粘连或肉芽形成，有形成缩窄性心包炎趋势时，应进行心包部分切除术。

3. 手术方法

(1) 麻醉　局部麻醉或气管插管静脉复合麻醉。

(2) 心包切开引流术　经剑突下横切口，撑开腹直肌，切除剑突，沿胸横筋膜进入心包腔。切开心包排脓后，应注意用手指轻柔分离粘连心包，温盐水或加抗生素冲洗，在心脏膈面放置多孔引流管。也可经胸骨左缘第 5 或第 6 肋软骨床，进行心包切开引流术。术中注意防止纵隔胸膜破损，以免造成脓胸；分离心包粘连时不可用力强行分离，以免心肌撕裂。

(3) 心包部分切除术　多采用左胸前外侧切口。根据探察情况切除左侧或同时切除右侧大部分心包。彻底冲洗，左胸放置闭式引流管。

第二节　慢性缩窄性心包炎

慢性缩窄性心包炎是一种常见的心包疾病，由于心包缩窄，心脏受压，使心排血量下降，静脉系统淤血。它多由结核性心包炎发展而来。

【诊断标准】

1. 临床表现

(1) 发病缓慢隐匿，可有结核或化脓性心包炎病史，活动后乏力，气短，心悸和腹水。近年来，由于放射性治疗的增加，临床上放射性心包炎有增加趋势。

(2) 体征　肝大，腹水，静脉压升高，颈静脉怒张，有时可有发绀，奇脉；心尖搏动减弱或消失，心音远而弱，脉压小，部分患者肝颈静脉反流征阳性。

2. 辅助检查

(1) X 线及 CT　心影正常偏小或轻度扩张，弧度变直，部分病例可见心包钙化。上腔静脉影增宽，心脏搏动减弱。CT 检查可显示心包增厚及钙化的程度。

(2) 心电图　QRS 波低电压，T 波低平或倒置。

(3) 超声心动图　心包增厚，可见心包钙化，心脏搏动幅度明显减弱。

(4) 心导管检查　早期右心室舒张压明显升高，右心房压也显著升高，心排血指数低于正常。有时须与心肌病相鉴别。

(5) 磁共振　用于缩窄性心包炎与限制型心肌病的鉴别。

【治疗原则】

1. 手术适应证

(1) 部分心包切除或心包剥脱术是有效的治疗方法。确诊后应及早行手术。

(2) 全身情况差，内脏功能受损重者，应积极治疗准备，待病情稳定或改善后手术。

(3) 危重患者经积极治疗仍不改善，应进行抢救手术。

(4) 有活动性肺结核或全身性结核感染者，应进行正规抗结核治疗后手术。

(5) 高龄或有严重内脏功能不可逆性损害者，不宜手术。

2. 手术要点

(1) 术中严格控制液体输入，不宜多输血。严格记录出入量。

(2) 麻醉诱导力求平稳，防止缺氧、低血压或心脏停搏。

(3) 一般选用胸骨正中切口。

(4) 剥离心包应从心尖部开始，依次为左心室面、右心室和肺动脉，最后松解上、下腔静脉入口。剥离范围要求两侧到膈神经，上方到大血管根部，下至膈面心脏。须视患者情况、心肌功能状况而定，心肌萎缩者，剥离范围宜减少。

(5) 剥离心包困难时可采用孤岛式留置，严禁强行剥离，防止冠状血管损伤、心肌撕裂和膈神经损伤。也可在体外循环辅助下进行心包剥脱。

(6) 左心室松解后即静脉注射洋地黄类药物，并给予利尿药物。注意限制液体入量，监测血清电解质。

(7) 术后处理强调维持血流动力学稳定，慎用降压药物。

第三节　感染性心内膜炎

感染性心内膜炎是病原微生物感染导致的心内膜炎症。病原以细菌、真菌为多见。分为急性和亚急性两种，临床以亚急性感染性心内膜炎为多见。病原菌以草绿色链球菌和金黄色葡萄球菌为主。

【诊断标准】

1. 临床表现

多数患者无前驱病史，部分有心脏手术、器械检查或感染史。起病多缓慢而无特异性。

(1) 全身症状　绝大多数有发热、热型不规则，伴恶心、呕吐、食欲减退、全身酸痛、精神状态差。舌干燥、苔厚腻。部分患者有脾肿大，杵状指。

(2) 心脏病变　多数有心脏杂音，可表现为主动脉瓣区的双期杂音，二尖瓣区舒张期隆隆样杂音或收缩期吹风样杂音，以及瓣膜穿孔产生的相应杂音，还可出现充血性心力衰竭的症状。

(3) 皮肤黏膜改变　表现为瘀点、指甲下出血、Janeways 结、Osler 结等。

(4) 栓塞及血管损害　脑栓塞可引起偏瘫、失语、头痛、呕吐等症状；肾栓塞导致腰痛、血尿；脾栓塞引起左上腹剧痛，随体位改变而加重：肢体动脉栓塞表现为肢体苍白、发绀、发凉、疼痛和脉搏消失。

2. 辅助检查

(1) 血培养　血培养阳性具有确诊意义。如反复血细菌培养阴性，而临床表现典型者，应考虑真菌感染可能。

(2) 血常规　半数患者呈正常细胞和正色素性贫血。白细胞轻度增多或正常。

(3) 红细胞沉降率　多数患者红细胞沉降率增快。

(4) 血清免疫学检查　半数患者乳胶试验阳性或类风湿因子效价增高。多数患者免疫复合物阳性，可出现高丙种球蛋白血症和低补体血症。

(5) 超声心动图　可显示各瓣膜受损情况以及心内赘生物大小和形态，了解心腔扩大程度和心脏功能受损情况，有助于判断预后和确定手术适应证。

【治疗原则】

1. 外科治疗适应证

(1) 心功能逐渐恶化或心力衰竭者，若药物治疗难以控制，应急诊手术。

(2) 应用抗生素治疗无法控制感染者。

(3) 发生体循环动脉栓塞，或者超声心动图发现赘生物直径＞1cm，赘生物随时有脱落危险。

(4) 引起瓣周脓肿或心肌脓肿，或出现心脏传导阻滞、主动脉窦瘤破裂或室间隔穿孔等并发症。

(5) 出现或遗留瓣膜功能障碍，或继发于需要手术治疗的先天性心脏病。

(6) 真菌性心内膜炎。

(7) 人工瓣膜替换术后早期心内膜炎经药物治疗 5～7 天无效。

(8) 人工瓣膜替换术后心内膜炎，出现瓣膜赘生物、瓣膜穿孔、瓣膜坏损、心力衰竭或反复发作者。

2. 手术禁忌证

严重的心力衰竭、心源性休克和重要脏器功能障碍不能耐受手术。

3. 术中要点

(1) 麻醉诱导期、体外循环中及术毕，必须静脉用大剂量抗生素。术后需持续使用抗生素4～6周。

(2) 建立体外循环的操作要轻柔，防止赘生物脱落，引起栓塞。

(3) 二尖瓣、主动脉瓣心内膜炎者，如瓣膜或瓣周组织炎症明显，甚至发生瓣周脓肿或心肌脓肿，必须彻底清除感染病灶。局部用碘伏擦洗，以大量生理盐水冲洗。妥善处理遗留的缺损，再进行瓣膜替换术。最好选择自体肺动脉瓣或同种主动脉瓣替换术，以增强局部的抗感染能力。要特别注意，缝合环应固定牢固，以防术后并发瓣膜穿孔。

(4) 对二尖瓣、三尖瓣或肺动脉瓣心内膜炎，如病变局限，仅出现瓣叶破损或穿孔或腱索乳头肌断裂，且全身感染在术前已基本控制或治愈，可进行瓣膜成形术。

(5) 人工瓣膜替换术后并发心内膜炎，均应进行再次瓣膜替换术。特别要注意彻底清除瓣周感染灶和坏死灶，牢固地固定缝合环，防止感染复发和瓣膜穿孔。

(6) 先天性心脏病并发心内膜炎，除彻底清除病灶外，应尽量少用人工编织物修补缺损。动脉导管未闭并发的心内膜炎，宜在体外循环下闭合动脉导管，以避免结扎导管时发生破裂大出血。

(7) 先天性心脏病直视修复术后并发心内膜炎者，应拆除原补片或人工血管，彻底清除病灶，重新修复。补片宜用自体心包片。

(8) 二尖瓣或主动脉瓣心内膜炎手术时，应注意探查其他瓣膜，以避免其他瓣膜同时存在心内膜炎。

第四节　心脏黏液瘤

心脏黏液瘤是原发于心腔内最常见的一种肿瘤，起源于心内膜下间叶组织，长大后向心腔内突出。可发生于各个房室腔，最常见的是左心房黏液瘤。

【诊断标准】

1. 症状

(1) 最常见的症状是血流阻塞，常有心悸、气短、端坐呼吸、晕厥、咯血等症状，特别是上述症状与体位有明显关系。

(2) 左心房黏液瘤可引起体循环血管栓塞，有时可发生脑血管意外；右心房黏液瘤可引起肺动脉栓塞，产生肺动脉高压等表现。

(3) 全身表现有反复发热，关节或肌肉疼痛，纳差，体重减轻等症状。

2. 体征

可闻及房室瓣区舒张期和(或)收缩期杂音，随体位而变化。伴肝大，腹水及下肢水肿等。

3. 辅助检查

(1) X线胸片及心电图　无特异性表现。

(2) 超声心动图　是简便可靠的确诊方法。二维超声可显示肿瘤的大小及范围；多普勒超声可显示肿瘤引起瓣膜狭窄和关闭不全的程度，对黏液瘤的确诊率很高。

(3) CT 及 MRI　组织学分辨率高，可显示肿瘤情况及其与周围结构的关系。

(4) 实验室检查　可有红细胞沉降率增快，血清蛋白电泳改变等。

【治疗原则】

1. 手术适应证

(1) 确诊后应及时进行肿瘤切除术，以改善症状和避免严重的并发症及猝死。

(2) 肿瘤部分阻塞二尖瓣口，引起急性心力衰竭与急性肺水肿，经短时治疗病情不好转者，立即进行气管插管辅助呼吸，施行急诊手术。

(3) 黏液瘤碎片脱落，引起脑血管或周围血管栓塞，发生偏瘫或肢体栓塞时，经积极治疗待患者意识清醒、病情稳定后，应及早手术。

2. 手术禁忌证

重要器官严重损害，不能耐受手术。

3. 手术要点

(1) 麻醉诱导平稳，尽量避免体位变动。

(2) 建立体外循环过程中避免搬动或挤压心脏，防止黏液瘤阻塞二尖瓣口或引起动脉栓塞。

(3) 不必置入左心房引流管，防止瘤体破碎，引起栓塞。

(4) 可同时作左心房和右心房切口。显露瘤体后，在卵圆窝中点作纵切口。必须整块切除瘤蒂和部分房间隔。

(5) 切除和取出肿瘤时，严格防止瘤体破碎，取出后检查冲洗左心房，防止残留瘤组织。

第五节　肥厚性梗阻型心肌病

肥厚性梗阻型心肌病(HOCM)又称特发性肥厚型主动脉瓣下狭窄，其病理特征是肌部室间隔非对称性肥厚，肥厚肌块向左心室腔凸出，多伴有收缩期二尖瓣前向运动(SAM)，导致左心室流出道排血受阻，左心室腔变小，左心室舒张功能受损。

【诊断标准】

1. 症状

与左心室舒张功能受损及左心室流出道梗阻程度有关，常见有呼吸困难、心绞痛、晕厥、猝死、心悸、心力衰竭。

2. 体征

双峰脉搏，心尖波动左下移位、范围扩大、强而有力，胸骨左缘及心尖部收缩期杂音，为流出道狭窄和二尖瓣反流所致。

3. 辅助检查

(1) X 线胸片(心脏远达位)　心脏多为中间型，心衰时出现肺淤血和间质性肺水肿。

(2) 心电图　改变常早于临床症状，多为左心室肥厚，少部分患者有异常 Q 波及各种室性心律失常。

(3) 超声心动图　为确诊手段，可显示室间隔肥厚部位及程度，SAM 征，二尖瓣反流程度，左心室流出道狭窄程度及压差大小。

(4) 左心导管和左心室造影　适用于超声诊断有疑问或可疑冠心病需做冠状动脉造影的病例。

【治疗原则】

1. 药物治疗

包括 β 受体阻滞剂、钙通道阻断剂、胺碘酮等药物。

2. 介入治疗

(1) 心脏起搏治疗　植入永久起搏器，起搏点位于右心室心尖部，使室间隔提前收缩以减轻流出道梗阻。

(2) 化学消融治疗　经皮穿刺置入导管至前降支的第一间隔支，注入酒精使局部坏死，消除流出道梗阻。可导致室间隔穿孔、室颤、Ⅲ度 AVB 等并发症。

3. 外科治疗

疗效可靠、比较安全，是治疗肥厚性梗阻型心肌病的主要方法。

(1) 经主动脉肥厚肌肉切除术　经主动脉切口，单纯室间隔切开或切除部分肌肉，可有效解除流出道梗阻，比较常用。

(2) 改良 Konno 手术　适用于梗阻较深或肥厚肌肉切除后残余梗阻者。

(3) 二尖瓣置换术　二尖瓣置换可消除 SAM 征，解除流出道梗阻。

第六节　肺动脉栓塞

肺动脉栓塞是指肺动脉或其分支管腔内机械性阻塞。阻塞物通常是血栓栓子，多来自下肢深静脉。按病程可分为急性和慢性，慢性肺动脉栓塞又称慢性血栓栓塞性肺动脉高压。

【诊断标准】

1. 症状

根据栓子大小的不同，急性肺动脉栓塞造成的血流动力学障碍及临床症状差异甚大，自轻度气急、胸痛，到呼吸困难、虚脱、休克，直至心跳骤停。慢性肺动脉栓塞的特征为进行性呼吸困难，最终死于呼吸衰竭。

2. 体征

无特异性体征。

3. 辅助检查

(1) 实验室检查　低氧血症，D 二聚体增高。

(2) 心电图　常见有 SQT 征、电轴右偏、右束支传导阻滞、T 波倒置及各种心律失常。

(3) 超声心动图　急性肺动脉栓塞导致右心后负荷突然增加，产生一系列肺源性心脏病的表现，如右心扩大、右心室壁运动幅度减低、室间隔运动形态异常等。慢性肺动脉栓塞有肺动脉扩张。

(4) 肺血管 CT 造影　直接显示肺动脉干至肺段的血管、管腔及腔内血栓的部位、形态、范围、血栓与管壁的关系，以及内腔受损情况。

(5) 肺动脉造影　是诊断肺动脉栓塞的金标准，也是介入治疗的手段。

【鉴别诊断】

肺动脉栓塞需要与急性心肌梗死、急性主动脉夹层相鉴别。

【治疗原则】

1. 急性肺动脉栓塞的手术指征

(1) 严重呼吸、循环功能障碍或因肺动脉栓塞突发心搏骤停。

(2) 溶栓治疗无效或有禁忌。

(3) 肺动脉造影示肺动脉阻塞范围超过 50%。

2. 急性肺动脉栓塞的手术禁忌证

诊断不确立，尤其是无法与急性心肌梗死鉴别者。

3. 慢性肺动脉栓塞的手术指征

(1) 严重慢性进行性呼吸衰竭症状，低氧血症与低碳酸血症，经抗凝治疗 6 个月无效，心功能Ⅲ、Ⅳ级。

(2) 肺动脉平均压＞30mmHg。

(3) 肺动脉造影示阻塞范围＞50%，位于肺段以上动脉手术能及者，位于肺动脉主支或肺叶动脉近端者。

4. 慢性肺动脉栓塞的手术禁忌证

(1) 弥漫的远端肺小动脉栓塞，无法行血栓内膜剥脱术。

(2) 严重右心衰竭。

(3) 合并其他脏器严重疾患等。

5. 手术方法

(1) 急性肺动脉栓塞　采用肺动脉栓子摘除术。时间允许时可在体外循环辅助下，切开肺动脉取出栓子；紧急情况下可在常温下阻断循环，取出肺动脉栓子。

(2) 慢性肺动脉栓塞　采用肺动脉血栓内膜剥除术。常规体外循环切开肺动脉壁至叶动脉分叉处，以剥离子分离出机化栓子与管壁的间隙，直至全部血栓内膜整块剥除，可见血液自切口逆流涌出。

第六章 心脏创伤

第一节 心脏挫伤

所有因钝性暴力所致的心脏创伤，一般无原发性心脏破裂或心内结构损伤，统称为心脏挫伤。心脏挫伤是闭合性心脏损伤中比较常见、最易被忽略的一种损伤。

【诊断标准】

1. 临床表现

(1) 有胸部外伤(多为钝性)或腹部挤压伤。

(2) 可伴有胸部软组织、肋骨、胸骨、脊柱损伤。

(3) 多数有心前区疼痛，类似心绞痛。

(4) 可有心律失常，如心房颤动，房性或室性心动过速，传导阻滞等。

(5) 可伴有心脏压塞及血气胸体征。

2. 辅助检查

(1) 心电图监测可有 ST 段和 T 波变化。

(2) 放射性核素示踪扫描可对心肌损伤区定位。

(3) 肌酸磷酸激酶及同工酶作为诊断手段，须动态观察，多发伤存在时可出现假阳性。

【治疗原则】

主要为非手术疗法。卧床休息 2～4 周，严密监护；对症处理包括恢复血容量，给氧，必要时机械辅助通气；处理心功能不全或各种心律失常。可能出现心包积液或形成室壁瘤，破裂造成心脏压塞，甚至导致死亡。出院后必须定期随访，注意后期处理。

第二节 心脏破裂

心脏破裂可在外伤后立即发生，也可于 1～2 周内由于挫伤区软化坏死而发生延迟或继发性破裂。

【诊断标准】

(1) 有胸部外伤或锐器刺伤史，在心脏投影胸壁可见创道。

(2) 伤后可立即出现失血性休克，血液进入胸腔可出现血胸征象。

(3) 心脏出血积存于心包腔内，可出现急性或慢性心脏压塞。

(4) 异物存留于心脏，B 型超声及 X 线检查时，可见随心跳而搏动的异物影。

(5) 心电图示心肌损伤改变。

【治疗原则】

紧急开胸、解除急性心脏压塞和修补心脏裂口是抢救心脏破裂唯一有效的治疗措施。

(1) 心脏裂伤一般可在全身麻醉下直接缝合。但大的室壁破口或左心室后壁的心脏裂伤，特别是邻近左心房室沟部位者，常需在体外循环和心脏停搏下进行修复。

(2) 某些心脏裂伤需在体外循环下修复，但无体外循环装置时，可游离上下腔静脉并绕以阻断带，或应用无创血管钳短暂钳闭腔静脉阻断回心血流，或应用除颤电极诱导心室纤颤以控制出血，争取在1～2分钟内缝合心脏裂口。

(3) 心脏闭合性损伤可能是全身多发损伤的一部分，要注意作出全面诊断，或一面抢救，一面注意检查他处有无合并损伤，以防漏诊。

(4) 伤情危重，心脏濒于停搏时，可在急诊室或监护室进行抢救手术。

第三节　急性心脏压塞

严重的心包和心脏损伤，如心包裂口大，出血流入胸膜腔内，伤员可立即死于急性失血性休克。如心包裂口小，血液在心包腔内积聚，心包腔内压急剧增高，影响心脏充盈，心输出量下降，冠状动脉灌注不足，心肌功能受抑制，形成恶性循环。

【诊断标准】

(1) 有胸部外伤或胸部手术史。

(2) 面色苍白，皮肤湿冷，烦躁不安。

(3) 脉快而细弱，有奇脉，血压下降，静脉压增高，颈静脉扩张，心音远弱，心浊音界扩大。

(4) 超声心动图见心包腔有液平面。

(5) 心包腔穿刺抽出血性积液。

【治疗原则】

1. 适应证

(1) 胸片或超声心动图　中等量以上积液，无吸收征象或出现血流动力学障碍，如脉压窄、心动过速或低血压，是进行心包穿刺术的指征。

(2) 心包穿刺术抽不出积血时，仍有急性心脏压塞症状，应立即作心包开窗探查术。

(3) 若发生于心脏手术后，考虑心包腔内有活动性出血，应立即开胸探查。

2. 禁忌证

心包少量积血，伴心脏扩大，禁忌作心包穿刺及开窗探查术。

3. 手术要点

(1) 除紧急情况外，心包穿刺术最好在超声心动图或胸部X线透视引导下定位穿刺。

(2) 心包开窗术经切口伸入示指推开两侧胸膜时，应紧贴胸壁分离，以免刺破胸膜。

(3) 在切开剑突部分膈肌时，不要切穿膈肌，防止进入腹膜腔。

第四节　外伤性室间隔破裂

在闭合性心脏创伤中，室间隔破裂比较少见，诊断较容易。一般认为室间隔破裂是在心脏舒张晚期或等容收缩期，当心腔充盈时，突然遭受强烈外力挤压所致。

【诊断标准】

(1) 有胸、腹部外伤史(多为严重挤压伤)。

(2) 外伤后胸骨左缘第3～5肋间出现全收缩期粗糙杂音，多伴有细震颤；当有严重心衰或心源性休克时，杂音也可延迟至伤后数天才出现。

(3) 小的缺损，症状较轻，可为体表创伤症状所掩盖。较大的缺损有心悸、气短、咳嗽及乏力，多数立即出现，并迅速发展为急性心功能不全而死亡。

(4) 超声心动图可显示室间隔穿孔部位及分流程度，能够确立诊断。一般无需右心导管检查或心血管造影检查。外伤性室间隔缺损可有多个，且多位于肌部室间隔靠近心尖处。

【治疗原则】

1. 手术适应证

(1) 若分流量小，无症状或症状轻，可用药物控制者，应观察 3～6 个月。在此期间，小的室间隔穿孔可能自行闭合。观察 6 个月后室间隔缺损尚不闭合，则应进行手术治疗。

(2) 用药期间仍出现充血性心力衰竭或心力衰竭加重，须及早手术。

(3) 室间隔破裂修复的最好时机是在伤后 2～3 个月。此时创伤反应逐渐消失，破口边缘有瘢痕形成，手术比较安全。

2. 手术要点

(1) 伤后需要立即进行修复手术的，常常由于有心肌挫伤或合并损伤的存在，增加了手术复杂性和危险性，必须注意检查有无合并伤存在，并及时处理，以防漏诊。

(2) 作左心室切口时注意不要损伤冠状动脉。切口不宜过大，以避免影响冠脉循环。

第五节　心脏瓣膜损伤

心脏瓣膜损伤常为严重的心脏损伤的一部分，单纯损伤很少见。各瓣膜的损伤发生率依次为主动脉瓣、二尖瓣和三尖瓣。

【诊断标准】

(1) 有胸部、腹部或下肢创伤史。

(2) 常伴有心悸、气短等症状，并可因进行性心功能不全而迅速死亡。

(3) 损伤瓣膜区出现相应的收缩期杂音，伴受损瓣膜关闭不全的征象。

(4) 超声心动图可显示受损瓣叶撕裂或腱索和乳头肌断裂造成的瓣叶脱垂，探及彩色反流血流，从而确定诊断，一般无须心导管检查或心血管造影检查。

【治疗原则】

1. 手术方法

心脏瓣膜成形或替换术。

2. 手术时机

(1) 手术前应积极治疗和改善心功能状态，手术时机取决于创伤性瓣膜关闭不全的严重程度和临床表现。

(2) 若反流轻，病情相对稳定，可等待创伤反应和心肌挫伤恢复后手术，较为安全。

(3) 外伤后出现心功能不全进行性加重，应尽早手术处理。

(4) 手术应考虑创伤反应的处理。

第六节 心 脏 异 物

心脏异物多由盲管性火器伤所致，也有少数为刃器或异物沿周围静脉被血流带到心脏者。异物可位于心包腔或心腔内，也可嵌入心肌。心脏异物存留既有直接危害，如引起心肌破溃、感染和栓塞，通常造成沉重的精神负担。

【诊断标准】

(1) 有火器伤或锐器伤史，特别是胸部盲管伤，胸壁有创道；也有少数异物沿周围静脉被血流带到心脏者。

(2) 临床表现主要为心脏压塞、出血和休克；异物还可引起心肌破溃、感染和栓塞；小的异物可无症状。

(3) 若异物柄露于体外，并随心跳而摆动，可立即确诊。

(4) 常见的异物有子弹、弹片、金属针及导管头等。胸部透视或 X 线胸片可发现异物在心影内或随心跳摆动。

(5) 术前应进行双相或多体位 X 线胸片，CT 及二维超声心动图等检查，协助异物定位。

【治疗原则】

1. 手术适应证

应根据异物大小、部位和有无症状等因素综合考虑。异物细小，无症状者可不予以处理；心脏、心包和大血管上的异物应择期手术摘除，多主张在伤后 1 周左右，待心肺功能恢复后进行手术比较安全。

2. 术中要点

(1) 刀刃或木桩类插入心腔异物，异物柄露于体外，并随心跳而摆动者，应立即进行手术。此类异物插在心腔有暂时的止血作用，在未开胸或未备好止血措施前，切勿轻易将异物拔出，否则会立即引起大出血而导致死亡。

(2) 插入心腔的异物可随时松脱，造成心脏压塞和心脏停搏。麻醉诱导时，要准备好复苏措施。

(3) 异物有游走倾向者，应在手术室摆好体位后，再作拍摄床旁胸片定位。

(4) 心包腔内局部粘连和感染灶，可作为寻找心脏异物的标志。

第七章　心律失常的外科治疗

第一节　室上性心动过速

室上性心动过速（SVT）包括房室折返性心动过速、房室结折返性心动过速和自律性房性心动过速。近年来，随着临床电生理研究的发展和消融技术的成熟，绝大部分室上性心动过速的患者可以经消融术治愈。

一、预激综合征

预激综合征（pre－excitation syndrome）是指心房激动经房室旁道（又称异常房室传导束）使部分心室肌肉提前激动或心室激动经房室旁道使部分心房提前激动而致的室上性心动过速，又称房室折返性心动过速（AVRT）。预激综合征的发生率为0.15%～0.25%，其中60%～70%发生在正常人。预激综合征不仅有特征性心电图，而且可反复发作快速室上性心律失常，90%以上病例因心律失常就诊。部分患者可因阵发性心动过速引起严重血流动力学障碍，猝死并不罕见。

【治疗原则】

1. 心电图特点

预激综合征的心电图主要特征：P－R间期＜0.12s；有△波；QRS宽大畸形＞0.11s；P－J间期正常＜0.26s；　继发性ST－T改变。

2. 手术适应证

对于以往心动过速发作频繁，严重影响正常生活和工作，或产生明显血流动力学影响的患者都可以考虑手术治疗。

3. 手术禁忌证

(1) 无症状。

(2) 药物治疗和射频治疗有效者。

(3) 合并的心脏病失去手术者。

4. 手术要点

预激综合征外科手术的目的在于切断异常房室通道，切断房室通道的心房端和心室端。这均可使旁道切断，阻止房室旁道传导和防止室上性心动过速再发。

(1) 胸骨正中切口　常规建立体外循环，可在插管后进行心外膜电生理标测。

(2) 左侧游离壁附加旁路者　经房间隔或房间沟左心房切口暴露二尖瓣，在二尖瓣环2mm切开左心房后壁，切割深度达心外膜与左心房和左心室附着处，广度则从二尖瓣前交界到后交界，特别要注意切割左心室游离壁附着的脂肪垫。也可以使用射频消融技术在同样的位置进行射频消融。

(3) 右侧游离壁附加旁路　在心外膜与右心房交界处做切口，经房间沟到右心室分离脂肪垫，然后再在三尖瓣前叶和后叶与隔叶交界之间，也可在相同位置进行射频消融。

(4) 后间隔附加旁路　转流后经平行房室间沟的右心房切口，在确定为后间隔附加旁路后，做心内膜标测房室结和希氏束。继续分离直至左心室右上角的二尖瓣环，在后室间隔间隙切断所有穿过后室间隔的组织。也可在相同位置上进行射频消融。

(5) 前间隔附加旁路　未建立体外循环之前，将右心耳翻向右侧，切开左侧心房侧心外膜，向右心室漏斗部分离脂肪垫至心外膜与右心室漏斗部肌肉的交界。如心外膜标测证明尚未切断，则在体外循环心脏停搏后经右心房行前间隔切割。也可在相同位置进行射频消融。

二、房室结折返性心动过速

房室结折返性心动过速(AVNRT)是指房室结冠状静脉窦下腔静脉之间区域的快径与慢径路间折返而形成的环形运动性心动过速。AVNRT 的发生主要由于房室结内和房间隔下部的结周组织内存在折返环路所引起。按照折返前传、逆传径路的不同分为：慢快型(S–F，占 90%，慢径前传，快径逆传)；快慢型(F–S，占 6%，快径前传，慢径逆传)；慢慢型(S–S，占 4%，慢径前传，另一慢径逆传)。目前手术方法主要在直视下对房室结周围进行冷冻消融。

【治疗原则】

1. 心电图表现

S–F 型：节律规整，频率 150～200 次/分；属于窄 QRS 心动过速；无逆传 P 波，提示折返激动的前传速度≈逆传速度，心房心室同时除极；假性“S”波，提示前传速度＞逆传速度，心室除极优先于心房除极，Ⅱ、Ⅲ、AVF 导联明显 RP'＞P'R，RP'≤70ms；表现为阻滞型的 QRS 波群，多为 RBBB 型，心动过速的频率(R–R 间期)并不减低，反而增快，证明是室内差异性传导。

F–S 型：窦性心律下不能显示双径现象；心动过速时 RP'＞P'R，P'波躲在下一 QRS 波前，RP'＞70ms；常呈无休止发作；心动过速可合并 AVB；兴奋迷走神经可减慢或终止心动过速。

S–S 型：频率相对较慢；心动过速是 RP'≤P'R，RP'＞70ms；可合并 AVB；兴奋迷走神经可减慢或终止心动过速。

2. 手术适应证

呈反复发作或有晕厥史，或同时合并需要手术治疗的心脏病；经内科治疗无效或不能忍受长期药物治疗，特别是射频消融治疗失败者。

3. 手术禁忌证

(1) 无症状。

(2) 药物治疗和射频消融治疗有效者。

(3) 合并心脏病失去手术时机者。

4. 手术要点

(1) 最好在常温体外循环和心脏跳动下施行手术，并用示波检测 AV 间期。

(2) 当示波 AV 间期延长至 200～300ms，应停止消融与切割，避免产生心脏传导阻滞。

(3) 细致操作，精确解剖，防止误伤房室结合希氏束。

三、异位性房性心动过速

异位或自发性房性心动过速是由于心房某一部分(正常窦房结区以外)的自律性病理性增高，使该部分成为一种激动的起源病灶，自发地发出快速冲动所形成的一种室上性心动过速。大多表现为心悸、晕厥前症状、晕厥或充血性心力衰竭的症状。

【治疗原则】

1. 心电图特点

突发突止；节律快而规则；频率为 160～250 次/分；QRS 波群形态一般正常。

2. 手术适应证

对于内科手术无效，导管射频消融失败，不能忍受抗心律失常药物治疗的副作用，对症状承受能力差，已引起心室功能障碍和充血性心力衰竭的患者，应考虑外科手术治疗。

3. 手术禁忌证

(1) 无症状。

(2) 药物治疗和射频消融治疗有效者。

(3) 合并的心脏病失去手术时机者。

4. 手术要点

(1) 术前电生理标测，若证实异位兴奋灶在左、右心耳或者右心房游离壁，则可在体外循环下手术。

(2) 切开心包后，应尽可能进行心外膜电生理标测定位。

(3) 处理异位兴奋灶的方法有切除心耳、手术切割缝合隔离、冷冻隔离、射频消融等。

(4) 术毕尽可能进行心外膜电生理标测或药物刺激试验。

第二节　室性心动过速

室性心动过速对于患者危害大，较室上性心动过速较为严重，发生室颤和心脏骤停的比例较高，常常危及患者生命。实行心动过速一般和缺血性心脏病有关，其他可见心脏肿瘤、先天性左右心室发育不良、法洛四联症修复术后的室壁瘢痕等。

【治疗原则】

1. 手术适应证

(1) 反复室性心动过速，药物治疗无效或不能耐受长期药物治疗。

(2) 可在电生理检查中诱发室性心动过速。

(3) 左心室功能基本正常。

(4) 施行冠状动脉旁路移植术或室壁瘤切除术时。

(5) 合并其他心脏病需行手术治疗时。

2. 手术禁忌证

(1) 左心室功能明显受损。

(2) 心外膜探查不能测得延迟激动。

(3) 应用程序电刺激技术不能诱发和终结室性心动过速。

(4) 急性心肌梗死不稳定期不宜手术。

3. 手术要点

(1) 最好在常温体外循环下进行手术，转流前尽可能进行心外膜和心内膜电生理标测，术毕重新标测和诱发室性试验。

(2) 切除范围要适当，主要是梗死灶、纤维化病灶、室壁瘤内膜纤维与正常心肌交界区。切除范围过大，会明显影响术后心功能。也可用射频消融代替切开技术。

(3) 术毕要严格止血，特别是左心室切口。可以放置心外膜起搏导线。

(4) 术中尽可能进行心外膜标测。不宜行心内膜切除者，可植入埋藏式自动除颤起搏器。

第三节 心房颤动

心房颤动(房颤)是临床上主要表现为心房不规律收缩的一种室上性心律失常，影响着全球总人数的 1%～2%，而且房颤的患病率随年龄的增加而增加。

Framingham 研究表明，在 50～60 岁、60～70 岁及 70～80 岁的房颤发病率分别为 0.7%、3.5%和 6.6%，而在＞80 岁的人群中发病率高达 16.3%。房颤的主要并发症为脑卒中和充血性心衰，而且发生缺血性脑卒中的风险是正常人的 2～7 倍，房颤患者的死亡率是正常心率患者的 2 倍。通常房颤的病理生理改变主要是心房纤维化和心房肌的减少。组织学发现房颤患者的心房组织切片中异常的心肌纤维化组织并存在正常心肌纤维中，这导致心房传导的非匀质性。瓣膜疾病、高血压、心力衰竭或者是冠状动脉粥样硬化都会引起心房扩大造成心肌纤维化，从而引发房颤。

药物治疗房颤，大多数患者疗效不满意，于是多种手术方法被设计出来用于治疗心房颤动，如左心房隔离术、经导管消蚀房室结－希氏束复合体、走廊式隔离术、心房横断术等，但这些方法各有明显的局限性，未能广泛用于临床。

直至 1987 年 James L.Cox 等根据房颤发生的“房内折返学说”和切口间距必须短于房颤波长的原则创建了迷宫手术(Maze Procedure)。与之前的术式相比，Cox 迷宫手术成功恢复了房室同步、窦性心律，并降低了远期卒中发生率，这一手术涉及复杂的横跨左右心房的切口，但同时又要确保窦性激动能够在心房内正常传导，使大部分心房肌能够被激动，从而保留患者心房的机械功能，最终 Cox 手术成为房颤外科治疗的金标准。临床研究发现 Cox 迷宫手术，房颤治愈率达 95%以上，效果良好，但于手术操作复杂、技术困难及风险大，并未得到广泛应用。尽管如此，James Cox 等的先期工作价值巨大，为创伤更小的 Cox Ⅳ迷宫手术及其他房颤消融方法奠定了基础。

【治疗原则】

1. 手术适应证

(1) 口服胺碘酮治疗无效或无法耐受胺碘酮治疗，内科射频消融治疗无效、不适合进行电复律治疗的患者。

(2) 房颤患者心室率控制不满意或者患者有强烈的不适感。

(3) 脑栓塞危险性增加，或者已经发生脑栓塞，或者发现左心房血栓。

(4) 基础心脏病本身需要手术治疗，可同时手术治疗心房颤动。

(5) 新近发现的心房颤动提示原发病加重，需要根据病情综合考虑是否近期手术治疗。

2. 手术禁忌证

(1) 合并复杂心律失常的心肌病。

(2) 病态窦房结综合征。

(3) 左心房明显扩大，心功能 4 级合并肝、肾功能损害。

3. 手术方法

(1) 迷宫Ⅳ手术　迷宫Ⅳ手术是从 1987 年 Cox 教授的迷宫手术演变而来，用新型射频消融能量代替了“切与缝”，作为对于合并器质性心脏病房颤的首选治疗，指南推荐级别Ⅰ推荐，A 级证据,可作为瓣膜手术、冠状动脉旁路移植术等相关手术的伴随手术，而不增加额外的手术并发症率及死亡率。主要手术消融经线包括左、右心房消融经线，及左心耳闭合(图 7–1)

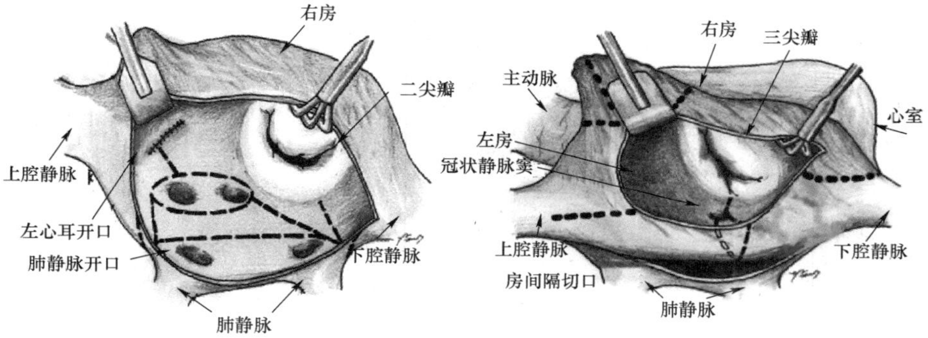

图 7–1　左心房与右心房手术消融路线

(2) 微创外科房颤射频消融手术　微创胸腔镜辅助下房颤射频消融技术最早由 Wolf 教授提出，作为药物治疗或者导管治疗无效的孤立性房颤患者的治疗方式，手术特点包括创伤小、术后恢复快、住院时间短等。相对于导管消融优势在于手术为腔镜下直视进行，消融经线更加精准、透壁(图 7–2)。它对于阵发性房颤 5 年以上的治愈率高达 80%以上，非阵发性房颤的治愈率达 65%以上。同期可以从心外膜切除或夹闭左心耳，明显地降低了远期房颤患者栓塞事件的发生率。

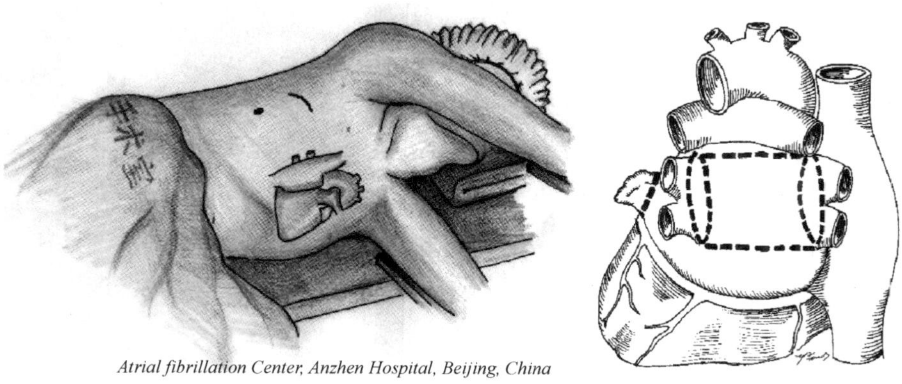

图 7–2　手术操作切口与手术消融路线

(3) 单纯左心耳闭合手术　随着临床上对左心耳在房颤患者脑卒中地位的逐渐认识，对于术前患者年龄较大，存在抗凝治疗禁忌，全身并发症较多，预计内科导管及外科消融效果不好的患者(非阵发性、病史长、大左心房的患者)，可以考虑手术单纯处理左心耳，来降低远期血栓栓塞事件的发生率。2017 年北京安贞医院孟旭教授团队成功完成了全球第一例局麻胸腔镜辅助左心耳夹闭术。

第八章 心 脏 移 植

第一节 术前检查和手术指征

一、术前检查

1. 实验室检查

(1) 血液学与凝血机制有关检查 全血细胞计数与分类，血小板与网织红细胞计数，PT与纤维蛋白原，BT+CT，PT+APTT。

(2) 生化检查 血生化全套检查，血糖异常者加查糖化血红蛋白及糖耐量试验。

(3) 大小便常规与大便潜血试验。

(4) 细菌学检查 咽部、中段尿及痰细菌培养，女性患者应做阴道分泌物细胞学与细菌学检查，有结核病史者应做 PPD 试验、ASO 及 ESR。

(5) 病毒血清学检查 乙肝两对半，甲肝、丙肝病毒抗体，HIV 抗体，梅毒血清抗体，CMV 抗体，疱疹病毒抗体，Epstein－Barr 病毒抗体，柯萨奇病毒和埃可病毒抗体。

(6) 免疫学配型检查 ABO 血型测定，HLA 分型 A、B、DR 等，HLA 抗体测定，群体淋巴细胞毒抗体试验。

2. 器械检查

(1) 全腹部 B 型超声检查。

(2) 疑似溃疡病者做胃镜检查。

(3) 胸部 X 线片，了解肺部、心脏及血管情况。

(4) 12 导联心电图。

(5) 超声心动图检查了解心功能、心脏结构及肺动脉压力等。

(6) 对于心脏超声肺动脉压大于 60mmHg 的患者考虑行右心导管检查了解全肺阻力。

(7) 肺功能测定(年龄＞50 岁者)，并做憋气试验。

(8) 生化肾功能异常者应行肾灌注显像了解肾功能。

(9) 建议不存在心肺运动试验禁忌证的候选者，采用该试验进行心脏移植入选评估，无心肺运动试验设施的移植中心，可以进行六分钟步行试验。

二、受体手术适应证及禁忌证

1. 适应证

心脏移植总的适应证是终末期心脏病。在临床实践中，部分禁忌证在特殊个案中已被成功打破，因此心脏移植适应证和禁忌证标准有所重叠。国际指南建议由心血管内科、心脏外科、影像科、移植科、分子生物遗传学等相关学科专家组成技术委员会仔细衡量风险和获益后，决定候选者是否适宜进行心脏移植。

《2019 年中国心脏移植受者术前评估与准备技术规范》中的心脏移植适应证包括以下

几个方面。

(1)绝对适应证

①血流动力学恶化；

②难以治疗的心源性休克；

③依赖静脉血管活性药物维持器官灌注；

④PeakVO_2<10ml/(kg•min)，出现无氧代谢；

⑤严重缺血导致持续发生的活动受限，且 CABG 和 PCI 无法解决；

⑥反复发作恶性心律失常，所有治疗方法均难以终止或避免复发。

(2)相对适应证

①活动严重受限，Peak$VO_2$11～14ml/(kg•min)或≤55%预计值；

②不稳定型心绞痛反复发作，不适合给予其他干预治疗；

③反复发生非服药依从性不好所致的体液平衡紊乱或肾功能不全。

注：PeakVO_2. 峰值摄氧量；CABG. 冠状动脉旁路移植术；PCI. 经皮冠状动脉介入手术。

2. 禁忌证

(1)绝对禁忌证

①合并系统性疾病，预计生存期<2 年，包括活动性(近期)的实体器官/血液系统恶性肿瘤；

②累及多系统的活动性红斑狼疮、结节病或淀粉样变性；

③不可逆的肾或肝功能不全且无法行联合移植；

④临床症状严重且未能进行血管再通的脑血管疾病；

⑤严重阻塞性肺疾病，FEV<1L；

⑥不可逆的肺动脉高压：肺动脉收缩压>60mmHg；平均跨肺动脉压力梯度>15mmHg；肺血管阻力>6Wood 单位。

(2)相对禁忌证

①年龄>72 岁；

②任何活动性感染(VAD 导致的器械相关性感染除外)；

③活动性消化性溃疡；

④严重糖尿病并发神经病变、肾病和视网膜病等；

⑤严重的外周和中枢血管疾病：不能外科手术/介入治疗的外周血管疾病；有症状的颈动脉狭窄；未矫正的>6cm 的腹主动脉瘤；

⑥病理性肥胖(体质指数>35kg/m^2)或者恶液质(体质指数<18kg/m^2)；

⑦不可逆的血清肌酐>2.5mg/dl 或肌酐清除率<25ml/min(心肾联合移植除外)；

⑧总胆红素>2.5mg/dl，血清转氨酶超过正常值 3 倍以上，未服用华法林的情况下 INR>1.5；

⑨严重肺功能不全，FEV_1<40%预计值；

⑩6～8 周内发生的肺梗死；

⑪难以控制的高血压；

⑫严重不可逆的神经或神经肌肉疾病；

⑬活动性情感疾病/精神状态不稳定；

⑭6 个月内有药物、烟草或酒精滥用史；

⑮100 天内有肝素诱导的血小板减少史。

第二节 术前准备

一、受体的准备

(1) 强心、利尿、扩血管强心治疗以口服为主，必要时可加用静脉用药，以地高辛、多巴胺、肾上腺素为常用。利尿时应记录每日的出入量，口服效果差可应用静脉利尿剂，亦可与白蛋白合用。扩血管治疗以 ACEI 类、钙离子拮抗剂口服为首选，效果差加用硝普钠、酚妥拉明静脉用药。

(2) 抗心律失常治疗药物可选用盐酸胺碘酮等，当药物系统治疗效果不明显时，可植入临时心内膜起搏器。

(3) 必要时可考虑应用主动脉球囊反搏(IABP)、人工心室机械辅助装置(EC MO)、或人工心脏等，防治严重的心源性休克，作为过渡至获得供心进行移植手术。

(4) 注意除心脏外机体各大脏器的功能保护，尤其是肝、肾功能如有异常应积极对症处理。

(5) 条件允许情况下鼓励患者正常饮食，多下地活动，不宜长久卧床，慎防感冒。

(6) 对于术前的介入管路，应严格无菌操作及换药，避免感染，必要时加用抗生素。

(7) 避免术前输血。

(8) 术前应做受体心理素质粗略评估及全面的心理护理，同时做好家属的思想工作，使其配合围术期及远期的治疗。

(9) 无菌隔离室准备。

二、供体的准备

(一) 供体的选择

1. 供者入选标准

《中国心脏移植供心获取与保护技术规范》中对于供心选择标准如下：

(1) 年龄＜50 岁，经过谨慎评估部分边缘供者可＜55 岁；

(2) 心脏超声无心脏运动异常，左心室射血分数＞50%，瓣膜结构功能良好；

(3) 正性肌力药物使用量：多巴胺＜20μg/(kg•min)，肾上腺素＜0.2μg/(kg•min)，去甲肾上腺素＜0.4μg/(kg•min)；

(4) 供、受者体质量比例为 0.75～1.50；

(5) 供心冷缺血时间＜8h，一般情况下心肌缺血时间＜6h；在年轻供者、心脏功能正常、未使用大剂量正性肌力药物支持等条件下，可考虑使用缺血时间＞6h 的供心；

(6) 血清学检查排除 HCV、HIV 等感染。

鉴于供心来源稀缺，实际临床工作所采用的标准可在上述经典标准的基础上，结合供、受者具体情况综合判断。

(1) 供者年龄 ①供者年龄＜45 岁，其供心在缺血时间延长、受者存在并发症以及术前血流动力学变化的情况下，也能耐受心脏移植手术；②供者年龄45～55岁，建议供心冷缺血时间≤6h，受者无并发症且不存在可能因供心功能稍弱而导致严重并发症时，可以考虑使用；③供者年龄＞55岁，不建议选用或仅用于挽救生命或边缘受者等特殊情况。

(2) 感染供者满足以下条件之一可考虑选用其供心：①供者为社区获得性感染，并且迅速死亡(96h以内)；②获取供心前血培养结果阴性；③供者接受针对病原微生物的特异性抗感染治疗且心功能正常；④供心在直视下检查未发现心内膜炎。如果这类供心用于移植，受者必须在术后首日即开始进行血培养监测，并且在术后一定时间内进行针对病原微生物的特异性抗感染治疗。

(3) 供者心脏疾病 ①心功能正常的二叶主动脉瓣供心可以用于心脏移植，易于矫治的先天性心脏病经矫治后可用于心脏移植；②供心冠状动脉任何一支主干发生堵塞时不考虑使用，除非同时对受者进行冠状动脉旁路移植术；③轻度左心室壁增厚(＜14mm)且心电图无明显左心室肥厚表现，可用于心脏移植。

(4) 预期缺血时间由于其他危险因素的共同作用，供心缺血时间上限尚无明确界定。年轻心功能较好且不需应用正性肌力药物的供者供心通常能耐受＞6h 的缺血时间，高龄且需正性肌力药物支持的供者供心冷缺血时间须＜4h。

2. 供者排除标准

(1) 严重胸部外伤，可能或已经伤及心脏；

(2) 不能排除器质性心脏病导致的脑死亡；

(3) 顽固性室性心律失常；

(4) 心肺复苏并不是排除标准，但应注意评估心肌是否受损，长时间或者多次心肺复苏(获取心脏前1天心肺复苏时间＞20min)者应予排除；

(5) 有心脏停跳、心室颤动、长时间低血压或低血氧等心肌缺血病史；

(6) 严重左心室肥厚，左心室壁＞14mm同时伴有左心室肥厚的心电图表现；

(7) 前、后负荷优化后仍需超大剂量正性肌力药物维持血压(多巴胺＞20μg/(kg·min)或肾上腺素＞0.2μg/(kg·min)；

(8) 严重的先天性心脏畸形；

(9) 经积极治疗仍有心功能不全；

(10) 肿瘤患者一般不作为供者，但局限于颅内的原发性脑肿瘤患者经筛选后可考虑使用。

3. 供、受者匹配

供、受者匹配包括体重匹配和免疫相容性。免疫相容性评估包括ABO血型系统相容性、群体本反应性抗体(panel reactive antibody，PRA)、淋巴细胞毒交叉配合试验(complement dependent cytotoxicity，CDC)和HLA分型评估。

(1) 体重匹配 供者体重不应低于受体重的70%。男性供者体重≥70kg，可以匹配无肺动脉高压的高体重受者。当供者为女性、受者为男性时，供者体重不得低于受者体重的80%。

(2) ABO血型系统相容性评估 ABO血型必须相同或相容是心脏移植的基本原则，临床上首选同血型供者，供心严重缺乏时，也可按输血原则酌情考虑(例如A型供心给AB型受者，O型供心给B型受者)。临床工作中，应反复核对供、受者血型。

(3) PRA评估 体液免疫致敏作用会导致受者血清中存在抗HLA抗体，即PRA。心脏移植前应对受者进行 PRA 检查，如 PRA＞10%，须行 CDC。

(4) CDC 评估　检测受者血清(存在抗 HLA 抗体)对供者血中淋巴细胞的反应性，一般认为 CDC＜10%为阴性。实际工作中，由于 CDC 需要从供者采集血样，并需数小时才能得到结果，因此如果受者近期检查 PRA 阴性，则发生超急性排斥反应或加速急性排斥反应的概率较小，可在术后行回顾性交叉配型。

(5) HLA 分型评估　HLA 配型可能影响受者排斥反应的发生率及远期预后。但由于供心保存时间有限及其稀缺性，一般心脏移植术前不常规进 HLA 配型。

(二) 脑死亡供体的选择标准和供体的管理

供体管理的具体措施和目标包括以下几个方面。

1. 超声检查前的常规供体管理

(1) 调整容量，中心静脉压 6～10mmHg。

(2) 内环境平衡，纠正酸中毒(目标 pH 值 7.4～7.45)；纠正低氧血症(目标 PO_2＞80mmHg，SO_2＞95%)，纠正高碳酸血症(目标 $PCO_2$30～35mmHg)。

(3) 纠正贫血(目标 HCT≥30%，Hb≥10g/d)。

(4) 调节血管活性药物，平均动脉压≥60mmHg，尽量只使用多巴胺或多巴酚丁胺，尽快撤除肾上腺素活去甲肾上腺素。

(5) 目标多巴胺或多巴酚丁胺＜10μg/(kg•min)。

2. 供体心脏超声检查

(1) 排除心脏结构异常，如明显左心室肥厚、瓣膜功能障碍、先天性心脏病等。

(2) EF%≥45%，考虑是否应用积极性供体心脏管理，并在手术室进行供体评估。

(3) EF%＜45%，积极性供体心脏管理，建议放置肺动脉导管监测和激素复苏治疗。

3. 激素复苏治疗

(1) T3 甲状腺素　首剂 4μg，持续泵入 3μg/h。

(2) 精氨酸血管加压素　首剂 1μg，持续泵入 0.5～4μg/h，逐渐减量使得体循环血管阻力在 800～1200dyn/(s•cm^5)。

(3) 甲泼尼龙 15mg/kg。

(4) 胰岛素　至少 1U/h，减量至维持血糖 120～180mg/dl。

4. 积极性血流动力学管理

(1) 与激素复苏同时进行。

(2) 放置肺动脉导管。

(3) 治疗时间≥2 小时。

(4) 每 15 分钟根据血流动力学变化特点，调节液体和正性肌力药物，以减少α受体激动剂并达到以下标准：平均动脉压＞60mmHg，中心静脉压 4～12mmHg，肺毛细血管楔嵌压 8～12mmHg，体循环血管阻力在 800～1200dyn/(s•cm^5)，心指数 CI＞2.4L/(min•m^2)，多巴胺或多巴酚丁胺＜20μg/(kg•min)。在调整药物等供体心脏管理过程中可以重复进行心脏超声检查，来评价心脏功能的变化，如果通过以上的措施供体心脏达到标准就可以进行供心的摘取和保存。

(三) 供心采集和保护

消毒铺巾后，剪开心包，阻断远端升主动脉，于升主动脉根部置灌注管，并灌注 4℃

冷停搏液。心表面置冰屑降温。同时热缺血计时终止，开始供心冷缺血计时。灌注 2000～2500ml 停搏液后，停止灌注。剪断上下腔静脉及肺静脉，自阻断钳远端剪断升主动脉和肺动脉，取下供心。待供心取下后，无菌条件下打开 3 层保护袋，最内层放入带冰屑生理盐水 1000ml。把供心和阻断钳、灌注管一同放入，并结扎袋口。第二层放入冰屑无菌生理盐水 1000ml，结扎袋口。第三层放入冰屑，结扎袋口。将保护袋放入冰箱。如运输时间超过 1 小时，应在取心过程中，用冷晶体 1000ml 灌停心脏后，切取下心脏，再顺灌 HTK 液 1500ml 后装袋保存。此后每隔 2 小时进行 HK 液 1000ml 的灌注保护。关于供心保护方面目前没有证据显示哪一种供心保护的结果最为优越，但在多器官切取时，很多研究中心都建议在腹腔下腔静脉切开置管引流，便于器官的均匀一致的降温，避免对肝、肾脏的损伤。另外，供心应该放在 4℃冷盐水或保存液中，而不应该使用冰屑以避免对心脏的冷冻性损伤。

第三节 手术概述

建立体外循环要求上腔静脉插管采用弯头插管，prolene 线缝荷包，尽量高些，升主动脉插管尽量高。在体外循环全身降温至 28～30℃，开始切除病心，右心房切除在右心耳的基底部边缘开始，当切口逐渐接近房室沟时，切口通过房间隔上面进入左心房顶部，深部的切口轻轻延至右心房附加物的周围(将和心脏一起移走)，然后回到房室沟，将切口往下，以上面同样的方式进入左心房，接近冠状窦。连接房间隔的上下切口。主动脉与肺动脉尽可能接近地横切，在左心房顶部切断肺动脉与主动脉，朝左右肺动脉的开口进行修剪，使之在分叉处形成一较宽的开口。最后将心脏移出患者的胸腔，准备移入供者的心脏。

供心修：从下腔向上向右朝右心耳剪开右心房，使右心房成一袖口；对角线剪开四个肺静脉开口，形成左心房袖口。

一、经典法

供心的植入从左心房袖口与受者残余左心房部分开始，右边的缝线把供者左心房壁与患者的房间隔相连，开始右心房连接，肺动脉的连接用标准的端端连接方式以 4－0prolene 缝线进行缝合。接口打上标志以便进行后来右心室的排气，最后进行主动脉端端吻合在牢固的缝合心脏之前，每个心腔内加入等渗的冰盐水，同时在缝好每根缝线之前，往心包里加入等渗冰盐水，以便获得移植过程中的低温。在阻断钳移开之前，注意左心系统的排气。在主动脉先前放置好的荷包缝合处，放置一个排气针，利用强大的负压，同时向肺通气将气体从左心室及右心室排尽，然后打紧缝线。肺动脉缝合注意避免血管扭曲。特点：操作方便，吻合口少(左心房－右心房－主动脉－肺动脉 4 个)，速度快，术程短，吻合口漏血少。但术后左心房、右心房的几何结构改变，心房过大易导致心律失常、房内血液滞留、血栓形成及房室瓣反流等现象，存在双窦房结。

二、全心法

特点是完整保留供心形态。进行受体与供体的左右肺静脉、上下腔静脉、主动脉和肺动脉吻合，共有 6 个吻合口，相对操作复杂，手术时间长。该方法使用较少。

三、双腔静脉法

操作上要比全心脏原位移植法简单，减少了左心房吻合口漏血的机会，吻合口较多(左心房–上腔静脉–下腔静脉–主动脉–肺动脉共 5 个)，速度稍慢，术程稍长。术后右心房、左心房的几何结构无明显改变，具有全心脏原位移植的优点，避免了心房内血流亲乱及房室瓣反流，其手术操作方法除了左心房吻合按标准法进行外，其余操作方法基本与全心脏原位移植方法相同。

第四节　术后早期监护和治疗

一、术后早期的监测

1. 血流动力学

心电图、连续动脉测压、Swan–Ganz 导管监测 CI 与 PAP 变化、CVP 以及 CO 监测。Swan–Ganz 管一般于术后 2～3 日拔除，其他有创管道视情况尽早拔除，拔除的管道均送培养。

2. 器械检查

每天作超声心动图 1～2 次，了解 FS、EF、右心房、右心室及三尖瓣、二尖瓣反流程度及心包内积液情况，同时测量等容舒张时间，DTI 法了解左心室舒张功能及左心室增厚率。每日拍床旁胸片，做床旁心电图、B 超了解双侧胸腔及肝脏情况。术后一周起隔日进行上述检查至术后 14 天。

3. 实验室检查

每日查三大常规加大便 OB、肝肾功能、心肌酶、BNP、血糖及电解质，隔日作痰培养、血培养及粪培养，术后第 3 日起查 CsA 血药谷浓度及服药后 2 小时的浓度。

4. 心肌内心电图监测(IMEG)

术后两周之间每日上、下午均行 IMEG 监测，记录阻抗及 R 波振幅。

5. 持续引流量监测

术后监测各种引流液情况，详细记录、了解胃液及心包纵隔引流液的性质、颜色，移植后头三日插导尿管持续每小时测尿量，拔除导尿管后，每日测尿量。

6. 心内膜心肌活检(EMB)

如超声心动图及 IMEG 有排异倾向，立即进行 EMB 检查。

二、术后早期的药物治疗

1. 预防性抗感染

采用舒普深(3.0g，静脉滴注，12 小时一次)，5 日后具体视菌培养及药敏结果改用敏感抗生素。

阿昔洛韦抗病毒；CMV 感染者采用更昔洛韦。

抗生素应用三天后加用抗真菌药。

每日消毒液漱口等。

2. 强心利尿扩血管

术后常规应用多巴胺、多巴酚丁胺；必要时以异丙肾上腺素调节心率在 100～110 次/分；降低心率采用小剂量的β受体阻滞剂；根据循环状况，可适当应用少量肾上腺素。

严格限制液体摄入量，尽量减轻容量负荷。术后头 48～72h 内用速尿加强利尿，每日液体出入量负 500～1000ml。

术后常规应用硝酸甘油，改善冠脉及外周循环。

3. 降肺动脉压

肺动脉压力高的患者应早期应用扩血管药物，尤其应选用扩张肺血管较强的药物，如 PGE1、硝普钠、雅施达(ACEI)等，必要时吸 NO。

4. 促胃肠功能恢复

加用中药制剂促进胃肠蠕动，术后第二天可以应用双歧杆菌三联活菌胶囊以利胃肠道菌群建立。

5. 保护胃黏膜

手术当日开始应用洛赛克(40mg 静注，1 次/天)，4 日后改口服雷尼替丁，消化道出血予相应止血处理。

6. 营养心肌

果糖-1，6-二磷酸、磷酸肌酸钠、GIK 液及能量合剂等。

7. 抗心律失常

盐酸胺碘酮、普茶洛尔、普罗帕酮、利多卡因、去乙酰毛花苷注射液、异丙肾上腺素等，注意排除排斥反应。

8. 保肝

必要时可给予还原型谷胱甘肽、多烯磷脂酰胆碱注射液、大剂量的维生素 C、能量合剂、葡醛内酯片、二羟二丁基醚等。

9. 护肾及肾血管保护

心脏移植术后应用百令胶囊保护肾脏功能，此外必要时可给予苯磺酸氨氯地平片，饮食营养结构限制等方式保护肾脏。

10. 营养支持

术后早期，人体白蛋白及脂乳等静脉营养补充；食欲佳者，营养室予配餐，饮食可采用匀浆饮食或鼻饲。

11. 慎用药物

大环内酯药物、抗真菌类、他汀类降血脂药、苯妥英钠类等影响肝药酶的药物影响 CsA 代谢，需加强监测 CsA 浓度，慎用肾毒性药物如氨基糖苷类等。

三、术后早期主要并发症及处理

1. 术后出血

术后出血是心脏移植术后早期常见并发症之一，可引起术后早期死亡，多与外科操作有关。术中注意检查各吻合口是预防术后出血的有效措施，术后应监测凝血功能，及时补充鱼精蛋白，必要时给予新鲜血浆。如发现下列情况则应再次开胸探查及止血：①凝血机制指标正常，胸腔引流量连续 6～8h 大于 200ml/h，且无减少倾向；②术后突然出现大量血性引流液，引流管手感温暖，一般为有较大出血点，应立即开胸止血；③术后 8～24h 内，床旁胸部X线片示纵隔影逐渐增宽，提示有纵隔积血；或床旁彩色多普勒超声示大量心包积液，应尽快手术，取出前纵隔及心包腔内的凝血块；④术后胸腔引流液突然减少，要密切观察有无急性心脏压塞的征象，必要时再次开胸探查。

2. 低心排量综合征

低心排量综合征也是心脏移植术后常见并发症之一，多与供心心肌保护欠佳或边缘供心有关。注意保护供心及尽量减少心肌缺血时间非常重要，心肌保护和转运时间一般不宜超过 4～6h。若供心心肌缺血时间过长，术中开放循环后适当延长体外循环辅助时间，必要时使用心室辅助装置。

(1) 诊断　发生低心排量综合征时可出现心率增快、血压下降、脉压变小、脉搏细弱、四肢湿冷、面色苍白、尿量减少、意识障碍、心律失常、肺水肿和中心静脉压升高等征象，如果受者已放置 Swan－Ganz 管，可检测心排血量、心脏排血指数，也可通过床边彩色多普勒超声测定心排量。

(2) 处理　首先要查明原因，怀疑为急性排斥反应所致，可考虑行紧急心内膜心肌活检。若证实为急性排斥反应，使用甲泼尼龙冲击治疗。如果是获取供心过程中心肌发生严重损害，需加大正性肌力药物用量，必要时配合应用主动脉内球囊反搏或左心辅助循环，以短期支持心功能。

3. 急性右心衰竭

急性右心衰竭是心脏移植术后早期并发症之一，主要与受者术前长期肺动脉高压有关，也与右心对心肌缺血时间及再灌注损伤的耐受性较低有关，还可能因术中右冠状动脉进入气栓所致。术前认真评估肺血管阻力很重要，肺血管阻力＞6Wood 单位一般为心脏移植手术禁忌证。

(1) 诊断　心脏移植术后如出现肺动脉压和中心静脉压升高、右心室扩大和颈静脉怒张、肝脏增大以及下肢浮肿时，应考虑右心衰竭的可能。

(2) 处理　①如在手术室发生右心衰竭，应首先检查肺动脉吻合情况，确认有无转位、扭曲或冠状动脉气栓，及时处理；②纠正缺氧、酸中毒，防止肺血管收缩，测定受者肺动脉阻力，如果肺动脉阻力＞2.5Wood 单位，则给予药物治疗；③静脉给予多巴胺、多巴酚丁胺、前列腺素 E 和硝酸甘油等药物，以增强心肌收缩力、减少前负荷及降低肺动脉压；④加强利尿，严格控制输液量。

4. 心律失常

心脏移植术后窦房结功能紊乱，早期可采用药物治疗，术后 1 周内静脉给予异丙肾上腺素，维持窦性心率为 110～120 次/min，或安装临时心脏起搏器。房性和室性心律失常要针对病因治疗，及时给予抗心律失常药物，如利多卡因、心律平和胺碘酮等。

5. 消化系统并发症

心脏移植受者因术前长期心力衰竭、胃肠道淤血、缺血缺氧以及肠道功能紊乱，加之术后早期大量使用糖皮质激素及其他免疫抑制剂，易出现消化不良及急性胃黏膜损伤。处理原则是重视受者全身状况的稳定，减轻心肺负担，必要时适当使用抑酸药物。如保守治疗无效，要及开腹探查，手术方法应简单、有效。

6. 中枢神经系统并发症

心脏移植术中缺血缺氧或灌注压不稳定可造成脑缺血缺氧性损伤，一旦发生，应及时给予脱水降温、保护脑细胞等治疗。反跳性高血压要给予适当剂量的扩血管药物。若考虑环孢素不良反应，可适当减少其剂量。

7. 急性肾功能衰竭

心脏移植受者由于术前长期心力衰竭、低血压及肾灌注不良，加上长期服用利尿剂，肾储备功能差，术中体外循环、术后低心排量以及免疫抑制剂对肾脏的损伤都是心脏移植术后肾衰竭的原因。

(1) 诊断　①尿量＜0.5ml/(kg·h) 或 400ml/24h；②尿比重＜1.016 或较长时间固定在 1.010 左右；③血尿素氮＞17.9mmol/L，血清肌酐每日迅速上升 88.4～176.8μmmol/L，血尿素氮/血清肌酐比值＜10，尿肌酐/血清肌酐比值＜20；④内生肌酐清除率较正常下降 50%以上或＜0.08ml/s；⑤电解质紊乱：如高血钾、镁和磷以及低血钠、钙和氯。

(2) 处理　①停用环孢素或他克莫司，选用糖皮质激素、抗胸腺细胞球蛋白及 OKT3 等；②应用血管扩张剂；③强心利尿、应用前列腺素 E 等；④血液透析或肾移植；⑤其他治疗包括严格限制液体入量、纠正酸中毒和高血钾以及控制感染。

8. 术后感染

感染是心脏移植术后死亡和发生并发症的重要原因，重在预防。术前合并感染应积极有效抗感染治疗，术中、术后严格无菌操作，术后尽早拔除气管插管及各种介入性插管，及早恢复饮食，建立正常的胃肠道菌群。常见的感染有细菌、病毒、真菌、原虫和其他感染。

(1) 细菌感染

①肺部感染　常见咳嗽、气促和发热等症状。肺部听诊可有干湿性啰音或痰鸣音，X 线检查可发现肺部浸润病灶，痰培养可明确致病菌。治疗上主要依据痰培养结果使用敏感抗生素，但应尽量避免使用广谱抗生素，同时积极采用雾化吸入及鼓励咳嗽等方法促进排痰。

②尿路感染　术后尽早拔除导尿管是预防尿路感染的最佳方法。如拔除导尿管后尚未控制感染，可使用敏感抗生素治疗 1 周。

(2) 病毒感染

①CMV 感染　可呈高热起病、关节酸痛、白细胞减少、血小板减少和肝酶异常。CMV 感染可增加排斥反应发生率，增加细菌和真菌的双重感染和机会性感染。临床表现包括间质性肺炎、胃肠道症状、肝炎、淋巴结肿大、皮疹、关节炎、心肌炎和脑膜脑炎等。更昔洛韦可能是目前唯一有效的治疗药物。

②单纯疱疹病毒感染　以黏膜损伤为主，可引起皮肤疱疹、口腔溃疡，严重感染者可侵犯肺、气管及食管。可应用阿昔洛韦、更昔洛韦治疗。

③EB 病毒感染　可促进 B 细胞增殖，导致移植后淋巴组织增生。治疗包括免疫抑制剂减量、应用阿昔洛韦防止进一步感染和外科切除肿块。

(3) 真菌、原虫和其他感染

①真菌感染　受者痰、尿液和粪便常可培养出白假丝酵母菌，发病后可引起死亡；可使用氟康唑和两性霉素 B 治疗，肺部感染可同时雾化吸入治疗。肺部毛霉感染使用抗真菌

药物效果差，死亡率高；若病灶局限于单个肺叶，则行肺叶切除术，术后使用两性霉素 B 继续治疗。

②星形放线菌感染　组织或痰培养易获阳性结果，青霉素治疗有特效。

③弓形体病　心内膜心肌活检可见兔弓行虫包囊、心肌细胞坏死及纤维化，治疗主要使用乙胺嘧啶+磺胺嘧啶+亚叶酸。

④肺囊虫感染　通过支气管肺泡灌洗或经纤维支气管镜活检发现有包囊即可诊断。治疗可使用抗菌增效剂和磺胺二甲嘧啶或磺胺甲基异噁唑。

⑤嗜肺军团菌感染　通过痰培养或支气管肺泡灌洗液培养，或经荧光抗体染色可以诊断。可单用红霉素或联用利福平治疗，一般疗程 3 周。

⑥毒浆体原虫感染　心内膜活检、Giemsa 染色可以诊断。术前口服乙胺嘧啶可预防发病。

第五节　心脏术后常用免疫排斥药物

一、免疫排斥药物

1. 环孢素 A

1972 年由瑞士山德土药厂从真菌 *Tolypocladium inflatum* gams 中提取，1980 年用于心脏移植。CsA 是含 11 个氨基酸的环多肽，不溶于水而溶于脂类和有机溶剂中。主要通过干扰淋巴细胞活性阻断参与排斥反应按体液和细胞效应机制而防止排斥反应的发生。

(1) 剂型　有口服剂和注射液，如环孢素软胶囊、环孢素口服溶液等。

(2) 用法　口服剂量 2～8mg/kg，分 2 次口服。术后早期剂量稍大，以后逐步减量。静脉用药剂量 1.3～4.0mg/kg，静脉滴注或每 4h 注射 1 次，用于不能口服或处理急性排斥的情况。

(3) 药物浓度　可用放射免疫分析法（RIA）、高压液相层析法（HPLC）和荧光免疫偏振法（FPIA）来测定药物的谷峰值，可根据下表谷峰值指导调节用药，具体用量还需根据个体而定。

(4) 毒副作用

①循环系统　高血压；

②泌尿系统：肾毒性、高钾血症、高尿酸血症、低镁血症；

③消化系统　肝毒性、胃肠道不适、厌食、胰腺炎；

④内分泌系统　高脂血症、肥胖、闭经；

⑤神经系统　震颤、头痛、乏力、四肢感觉异常、小儿惊厥、肌无力、肌病、肌痛性痉挛；

⑥皮肤黏膜　多毛症，面容变丑，牙龈增生；

⑦其他　继发感染、恶性肿瘤。

2. 他克莫司

1984 年日本藤泽（Fujisawa）制药公司从真菌 *Streptomyce tsukubaensis* 培养基中分离出的大环内酯抗生素，不溶于水而溶于有机溶剂。作用机制是与相应的免疫亲和蛋白 FKBP12

结合后，抑制 calcineurin 的磷酸酶活性来抑制 IL－1β、IL－2、IL－3 等的表达，阻止 T 细胞的激活和增殖。

(1) 剂型　有口服胶囊和注射剂两种剂型。注射剂 prograf injection 含 5mg 的 tacolimus，用于不能口服的患者。

(2) 用法　术后静脉每日 0.05～0.15mg/kg，分两次静脉滴入，每次维持 4 小时。4～72h 胃肠功能恢复后改为口服，口服剂量 0.15～0.3mg/kg，分两次服，每次间隔 12h。维持剂量 0.15mg/kg。

(3) 药物浓度　一般推荐移植后早期血药浓度的谷峰为 10～20ng/ml，术后 3 个月 5～15ng/ml。

(4) 毒副作用

①泌尿系统　肾毒性、高血钙、低血磷、高血钾；

②循环系统　高血压；

③内分泌系统　隐性糖尿病；

④神经系统　神经肌肉异常、癫痫、震颤、幻觉、头痛、失眠、知觉失常、视觉失常、白内障、弱视；

⑤消化系统　胃肠道不适、厌食、便秘、腹泻、恶心；

⑥血液系统　白细胞增生、白细胞减少、贫血、淋巴组织增生；

⑦过敏反应。

3. 吗替麦考酚酯

吗替麦考酚酯是真菌 *Penicillin glaucum* 酵解产物中分离的霉酚酸(MPA)的 2－乙基酯类衍生物，是一种高度选择、非竞争性次黄嘌呤单核苷酸脱氢酶(IMPDH)抑制物，可抑制鸟嘌呤核苷酸的经典合成途径，选择性地抑制淋巴细胞。

(1) 剂型　有口服胶囊 250mg 和片剂 500mg 两种剂型。

(2) 用法　推荐剂量为术后 72h 1g，一天 2 次；难治性排斥的首次剂量推荐为 1.5g，一天 2 次。

(3) 毒副作用

①剂量依赖性的胃肠道反应，白细胞减少、感染等；

②消化系统　胃肠功能紊乱、呕吐、腹泻、肝功能受损；

③血液系统　骨髓抑制、白细胞减少症、败血症；

④神经系统　肌痛、嗜睡；

⑤高血尿酸、高血钾。

4. OKT 3

OKT 3 是美国 Ortho 药物公司利用瘤技术生产的抗 CD3 分子的单抗，通过特异性与成熟的 T 细胞表面 TCR/CD3 分子复合物相互作用，导致 T 细胞溶解，并可诱导活化淋巴细胞凋亡而发挥免疫抑制作用。

(1) 用法　常规使用方法为 2.5mg/d 或 5mg/d，用 250ml 的生理盐水稀释后快速静脉滴入，连续应用 10～14 天。

(2) 毒副作用　常见的副作用为首剂反应(细胞因子释放综合征)，继发感染，血压下降和心动过速等；过敏反应；感染，巨细胞病毒、真菌感染；淋巴细胞增殖紊乱，霍奇金病。

5. ALG/ATG

多克隆抗淋巴细胞抗体是用人的淋巴细胞免疫马、兔等动物后收集血浆中的抗体纯化而来，作用机制与淋巴细胞溶解或封闭淋巴细胞表面的受体有关，对骨髓无抑制作用，主要抑制 T 细胞干扰细胞免疫功能。

(1) 用法　肌内注射常用量：马 ALG 4～20mg/kg，兔 ALG 0.5～1.0mg/kg；静脉注射常用量：马 ALG 7～20mg/kg 稀释于生理盐水中，4～6h 滴完。根据血中 $CD3^{+}T$ 细胞来调整剂量。

(2) 毒副作用　常见的副作用为首剂反应(细胞因子释放综合征)，过敏性休克，血小板减少等；过敏反应；感染，巨细胞病毒、真菌感染；淋巴细胞增殖紊乱，霍奇金病。

6. 噻尼哌

人源化的抗 CD25(IL－2 受体)单克隆抗体，作用机制依 IL－2 受体的饱和程度和竞争性抑制 IL－2 依赖的 T 细胞增殖，而抗体依赖细胞介导的细胞毒作用，在体外可引起抗 Tac 单抗作用的 T 细胞溶解可能是该药发挥免疫抑制作用的另一机制。

(1) 用法　术前 24h 按 1mg/kg 给药，用生理盐水 50ml 稀释后经静脉缓慢注射，术后每 2 周 1 次，共 5 次。

(2) 毒副作用　该药毒副作用少，主要是胃肠道不适；胃肠道紊乱；感染，巨细胞病毒感染。

7. 舒莱

IL－2 受体由 3 条链组成：IL－2Ra(CD25)，IL－2Rb 及 IL－2Rg；静止 T 细胞只表达 IL－2Rb 及 IL－2Rg，同时与 IL－2 结合的亲和力低；活化后的 T 细胞表面表达 CD25，同时与 IL－2 的亲和力高；CD25 是理想的药物干预治疗靶位。舒莱与 CD25(IL－2Rα 链)特异性结合，使 IL－2R 不能完整表达，无法完成与 IL－2 的结合，Tc 无法增殖，从而阻断了 AR 的发生。两次固定剂量用药后，对 IL－2 的完全阻断可以持续 4～6 周。用法为术前 2h 和术后第四天两次在静脉注射巴利普单抗 20mg。其向人体各部位分布的范围和程度尚未全面研究。应用人体组织进行的体外研究显示，注射用巴利昔单抗仅与淋巴细胞以及巨噬细胞/单核细胞结合。临床上未发现成年患者的体重或性别对其分布容积或清除的影响。终末半衰期为(7.2±3.2)天，总人体清除率为(41±19)mg/h。清除半衰期不受年龄(20～69 岁)、性别和种族的影响。

8. 硫唑嘌呤

硫唑嘌呤是黄色结晶，易溶于碱性溶液，作用机制为在体内分解成 6－颈基嘌呤，转化成硫代次黄嘌呤核苷酸，从而竞争性抑制次黄嘌呤核苷酸的合成，导致细胞的死亡。

(1) 剂型　口服片剂 50mg 和 100mg。

(2) 用法　移植前 1～2 天或手术当日按 3～5mg/kg 给药，可经静脉给予。术后维持量 1～2mg/kg 给药。

(3) 毒副作用

①骨髓抑制　继发感染，致畸致癌等。

②血液系统　骨髓抑制、白细胞减少症。

③消化系统　肝功能受损、胃肠功能紊乱、呕吐、腹泻、胰腺炎。

④过敏反应。

⑤脱发。

9. 环磷酰胺

白色结晶，易溶于水，属氮芥类烷化剂。进入人体后被肝脏由细胞色素 P450 裂解成 4-羟基环磷酰胺和磷酰胺氮芥，干扰正常细胞的有丝分裂过程，使细胞分裂止于 G2 期，阻止 T、B 细胞的分化。

(1) 用法　用于已有肝功能损害、对服用硫唑嘌呤有禁忌者。

(2) 剂量　1～2mg/(kg·d)，口服给药。

(3) 毒副作用

①骨髓抑制　继发感染，致畸致癌等。

②消化系统　胃肠道紊乱、恶心、呕吐、腹泻、黏膜溃疡口炎。

③血液系统　血液毒性、白细胞减少、血小板减少。

④皮肤毒性　斑丘疹、瘙痒、脱发。

⑤泌尿生殖器毒性　闭经、精子缺乏、膀胱炎、膀胱出血、肾毒性。

⑥循环系统心脏毒性　急性心肌炎。

10. 肾上腺皮质激素

肾上腺皮质激素是临床最常用的免疫抑制剂，在器官移植中最常用的是泼尼松、泼尼松龙，甲泼尼龙。肾上腺皮质激素的免疫抑制的机制是多样的：包括抑制巨噬细胞吞噬和处理抗原的能力，溶解 T 细胞，抑制 T 细胞的再循环、转化和增殖，抑制抗体的形成等多个方面。

(1) 用法　可于移植前 1～2 天每日口服泼尼松 150～200mg，术中用甲泼尼龙 250～500mg 静脉注射，术后逐步减量，3 日后改口服泼尼松，起始剂量 90～100m/d，3 个月后减到 15～20mg/d，1 年后的维持剂量为 5～10m/d。在急性排斥反应时，用冲击疗法甲泼尼龙 5～10mg/d，共 3 天，再转为口服用泼尼松，从大剂量开始缓慢减到维持量。

(2) 毒副作用

①水及电解质　水钠潴留、充血性心力衰竭、低钾性碱中毒、蛋白分解负氮平衡。

②循环系统　高血压。

③内分泌系统　肥胖、高脂血症、柯兴体态、糖耐量异常、糖尿病、月经失调、抑制儿童生长发育。

④运动系统　肌病、肌无力、类固醇肌病、骨质疏松症、病理性骨折、无菌性坏死。

⑤皮肤改变　妨碍伤口愈合、皮肤薄脆、瘀点瘀斑、皮肤萎缩。

⑥消化系统　消化性溃疡、出血、穿孔、胰腺炎、食管炎、肠穿孔、胆石病。

⑦神经系统　颅高压、癫痫发作、眩晕、欣快、失眠、情绪变化、个性变化、重度抑郁、精神分裂。

二、环孢霉素和 C2 的监测性治疗

环孢霉素是 20 世纪 80 年代心脏移植获得突破性发展的里程碑，尽管近年来有作用机制近似的 FK506 等新型药物的问世，但由于价格等因素限制和研究经验不足，环孢霉素依然是应用最多的药物。根据国际心肺移植协会的统计，术后随访 5 年时仍有超过 80%的患者使用环孢霉素。环孢霉素在脏器移植术后的应用已经有数十年的历史，研究证明环孢霉

素A的临床应用浓度存在一个范围很小的“治疗窗”，如果高出此范围容易发生机体免疫抑制过度，而容易发生感染、高血压等副作用，而低出此范围则容易发生排斥反应。调节环孢霉素剂量以维持有效浓度并尽量减少副作用非常重要，同时也非常困难。经典的药物效果监测方法是空腹血液中环孢霉素浓度的检测(称之为C0浓度)，并引入了治疗性药物检测的概念。尽管这种C0的方法较之以往有了很大进步也获得了广泛应用，但近些年来越来越多的研究显示C0治疗窗与临床的免疫排斥反应时间的发生相关性并不好，这是由于环孢霉素的吸收和清除在不同个体都有很大的变异性。环孢霉素的药代动力学特点可以受饮食、原发疾病、合并服用的药物、种族、移植后的时间和环孢霉素的剂量相关。移植环孢霉素吸收的因子包括脂肪的摄取、疾病状态(毫性纤维化)和其他抑制细胞色素氧化酶 CYP3A4的药物等，这些因素都会影响准确预测环孢霉素的覆盖情况。

2002年器官移植Neoral-C2专家回顾评论组(CONCERT)评价总结了成人肾移植、肝移植、心脏移植、肺移植等患者的相关独立的资料。结论认为移植术后AUC0～4能够充分代表Neoral的吸收情况，并能很好地预测急性排斥反应的发生。而C2是最好的与之相关的单一时间点，C0则相关性较差。这是最近几年的环孢霉素的药代动力学和药效动力学的研究的最大的突破，它可以最大限度发挥药效并同时尽可能避免其副作用。近几年在国外大的移植中心已经开始在临床上试用C2代替C0来进行药物效果监测。

环孢霉素的理想目标C2浓度还没有统一的标准，尤其在心脏移植领域的研究更少，目前比较多的一种意见是先借鉴肾移植的浓度标准，再来探索适合心脏移植到C2目标浓度。

三、泼尼松的应用与撤离

泼尼松早期撤离：移植术后1～3个月就开始尝试，最终在48%～70%的患者可最终长期停用泼尼松。在早期撤离中，一般都使用一些替代性诱导药物，如ATG和OKT3等。Taylor等报道在374例患者中有30%泼尼松早期成功撤离，其短期和长期死亡率均明显降低。晚期急性排斥反应发生率也明显减少，冠脉血管病也明显减少(4.15% vs 9.5%)。Prieto也报道早期术后撤离组发生高血胆固醇和高血压者明显减少。Gregy等在移植术中用500mg甲泼尼龙，术后第一天125mg(每8h 1次)。接着用泼尼松，初始剂量0.125mg/(kg•d)，一直持续到ATG诱导7天或OKT3诱导14天后。然后泼尼松开始1mg/(kg•d)持续1周，再以5mg/d快速减量。结果显示有49%早期能成功地撤离泼尼松，而且撤离组发生排斥反应概率也少于未撤离组。

泼尼松的后期撤离：即在移植术后6个月或更晚进行撤离。有研究表明急性排斥多发生在术后前6个月，因此后期撤离多选择在6个月后进行尝试，有报道最终有80%患者可长期停用，而且一般不使用诱导性药物。Olivar等报道晚期撤离组在体重增加、脂质异常和高血压等方面无明显变化，而在青光眼和骨质疏松等骨病则明显减少。Timothy等报道了57例心脏移植患者在使用环孢霉素、硫唑嘌呤(骁悉)和泼尼松三联方案后，进行撤离泼尼松的临床研究结果。在术后6个月开始，泼尼松由原来的1mg/(kg•d)每次减量5mg/d，维持2～3个月，进行活检若排斥反应小于3A级，则继续进行减量直到完全撤离。若发生3A以上排斥反应，则恢复原来维持的泼尼松剂量。术后每年均做冠脉照影以明确有无冠脉血管病形成。结果显示，心脏移植2年后有超过70%的患者已经停用泼尼松。采用此逐步撤离泼尼松的方案，总体患者的 1 年、2 年、3 年和 4 年的生存率分别为 98.10%±2%、93.12%±3.18%、93.12%±3.18%、88.13%±6.10%，同时在避免明显免疫排斥和感染概率方面效果良好。而移植术后 1 年和 2 年的冠状动脉血管病发生率分别为 2.14%和 8.11%。

目前泼尼松的用法和撤离的研究工作仍然很少，很多研究结果还未得到公认，因此许多移植中心仍采用经典的泼尼松维持疗法。ISHT 在 2000 年报告中指出心脏移植术后 5 年 70%患者仍长期服用泼尼松。在这些患者中无疑有部分患者并不需要这些带有明显副作用的大剂量的泼尼松治疗，泼尼松的撤离可以有效地分离出一组所谓的“免疫特惠人群”，可减少泼尼松长期应用带来的副作用，同时在长期生存率、免疫排斥和冠脉血管病等方面临床效果仍然良好。关于泼尼松撤离的时间各个研究中心方案不已，但根据心脏移植机型排斥多发生在 3～6 个月以内的观点，似乎在 3～6 个月后再进行泼尼松的撤离更安全些。这还需要进行严格的进一步的对比研究。

第六节　心脏移植术后并发症防治

心脏移植术后正规的随访和及时调整治疗方案是减少并发症，延长患者生存质量和时间的重要因素。心脏移植术后，移植中心应对心脏移植受者进行终身随访，原因如下：①有发生急性或慢性排斥反应的可能；②免疫抑制剂个体化治疗随着时间的延长，剂量可能需要相应调整；③免疫抑制剂长期应用的不良反应和药物相互作用以及与之相关的感染和恶性肿瘤发生风险；④存在需要特殊监测和处理的并发症。

根据《中国心脏移植术后随访技术规范》，心脏移植术后随访频率和内容如下：心脏移植受者随访频率应根据术后时间和临床表现决定。若受者恢复顺利，术后随访第 1 个月每 7～10 天 1 次，第 2 个月每 14 天 1 次，术后第 2 年每个月 1 次，2 年后每 3～6 个月 1 次。如果出现免疫抑制剂血药浓度不稳定、不良反应感染和排斥反应等并发症，以及存在棘手的医学或社会心理异常等问题，随访频率应随之增加，除了常规门诊随访以外，每 1～2 年还应行进一步的临床评估。随访项目包括：①完整的病史采集及体格检查；②血液、尿液检测；③心电图、超声心动图检查；④冠状动脉造影和血管内超声或冠状动脉 CT 检查（每 1～2 年 1 次）；⑤各移植中心自行制定流程进行心内膜心肌活检；⑥根据检查结果分析并进行药物调整。如果出现下列情况，当地医师应告知移植中心：①任何原因的住院；②改变药物，包括对确认或可能的感染所进行的抗细菌、抗真菌和抗病毒治疗；③低血压或无法解释的收缩压较基线下降≥20mmHg（1mmHg＝0.133kPa，下同）；④静息心率较基线上升＞10 次/分；⑤发热≥38℃，或不能解释的发热＜38℃持续≥48h；⑥1 周内体质量增加≥0.9kg；⑦无法解释的体质量减少＞2.3kg；⑧择期手术；⑨气短加重；⑩肺炎或任何呼吸系统感染；⑪晕厥；⑫排除肌肉、骨骼症状的胸痛；⑬腹痛、恶心、呕吐或腹泻；⑭脑血管事件、癫痫或精神状态改变。

心脏移植术后的并发症各式各样，各个系统都可能发生，而且并非独立存在，有时可造成恶性循环。下面对较常见并发症讨论如下。

一、感染

感染是心脏移植术后死亡和发生并发症的重要原因。手术后第 1 个月内发生感染的机会最大，而后迅速下降，可达 17%。细菌感染在术后 1 个月内常见，真菌感染的高峰期也在术后 1 个月以内，而病毒感染常见于术后 2 个月，原虫则要在术后 3～5 个月到达其感染概率的高峰期。其中细菌感染 50%的细菌为 G^+菌，其中 75%左右是葡萄球菌，而由 G^-菌引起的细菌感染为 40%左右。多数感染是与免疫抑制剂的强度过大有关，有迹象表明，免疫抑制剂的强度越小，发生感染的机会就越少。对于感染的预防应在术前充分做好病原学的实验室检查，对于有心力衰竭合并感染的患者应积极应用有效的抗菌药物治疗至细菌培养阴性再行移植手术。手术中在取心及吻合的过程中严格无菌操作，尽量缩短手术时间。术后尽早拔除气管插管及各种介入性插管，及早恢复饮食，建立正常的胃肠道菌群，拔除的插管均送实验室培养。带气管插管期间应用纤维支气管镜吸爽。随着实验室的培养及时调整抗感染药物。术后体温不能明确反应感染程度，与服用大剂量激素有关，应积极做实验室检查，针对不同部位的菌群及药敏对症选用抗感染药物。

二、急性排斥

1. 排斥反应

开始 30 天内由排斥引起的死亡主要是超急性排斥反应和急性排斥反应。急性细胞介导的排斥反应是早期死亡的重要因素，可造成术后第一年内 20%的死亡原因，其在术后 1 个月内达到危险高峰，此后迅速下降。开始 1 个月内大约有 40%的患者会发生 1 次或 1 次以上的急性排斥反应。对于受体而言，女性以及年轻的成年患者，女性供体，OKT3 的术前诱导治疗以及术前 CMV 的血清抗体阳性都是急性排斥发生的危险因素，供、受体之间 PRA 大于 10%及 HLA－DR 点的不匹配也是急性排斥的危险因素。移植手术之前，应详细了解受体的病史及生活史，对女性患者要了解其分娩史，术前准备时仔细检查受体的各项免疫、生化及病原指标，对供体应尽可能多地了解与手术有关的相关资料，确保手术期的顺利。减少急性排斥反应的发生，除详细的术前准备外，正确有效的免疫药物治疗及监测极为重要。近来的研究普遍认为在实质性器官移植中 C2 在反映 CsA 血药浓度曲线面积（AUC）方面比 C0 有更好的相关性，能够更好地反映 CsA 在体内的药物动力学情况，指导 CsA 剂量的调整。在心脏移植患者中使用 C2 指导 CsA 剂量的调整比起使用 C0 来，可以减少所用 CsA 的剂量，这样就降低了药物的副作用，但是同时并不会增加急性排斥的发生率。但 C2 在术后早期受饮食、抗真菌药物、机体组织的吸收影响较大，检测数值不够稳定。

环孢素时代以前，心脏移植急性排斥反应的典型临床症状和体征包括低热、疲倦、白细胞升高、心包摩擦音、室上性心律失常、低心输出量、运动耐量降低和充血性心力衰竭等。在环孢素时代，受者即使发生典型排斥反应也可能不出现上述症状，因此大多数排斥反应发作具有隐匿而凶险的特征。术前受者恶病质、术后早期移植心脏功能不全、肾功能不全及感染等因素所导致的延迟使用免疫抑制剂，可增加早期排斥反应发生风险。依从性不佳、停药或经常漏服免疫抑制剂，是长期存活受者发生排斥反应的常见原因。

虽然受者可能不出现排斥反应典型症状，但常有轻微乏力或气短症状；体检有心动过速或奔马律、颈静脉压力升高等右心功能不全的体征，严重时可有左心功能衰竭征兆，表现为血流动力学异常；新出积液所致的心电图 QRS 波电压较前显著降低等；超声心动图发现心功能下降、室壁增厚，组织多普勒超声提示舒张功能减低。移植心脏发生不可逆排斥反应之前，尽早发现并处理可以显著减轻移植心脏的累积损害。EMB 一直被认为是诊断急性排斥反应的金标准。由于体表心电图、超声心动图、心脏 MR 及脑钠肽、肌钙蛋白 I 或肌钙蛋白 T 和全身炎症反应标志物(如 C 反应蛋白)等无创检查灵敏度较差，国际指南并不建议临床常规使用以上方法替代 EMB 诊断和监测排斥反应。最常用于监测原位移植心脏排斥反应的 EMB，采用经皮右侧颈内静脉入路。按照 ISHLT 移植心脏排斥反应组织学分级标准诊断排斥反应，最少需要 5 块心内膜心肌组织，除外脂肪组织和血凝块，每个样本应至少包含 50%的心肌组织。熟练的操作者进行 EMB 后并发症并不常见(0.5%～2.0%)，主要并发症包括静脉血肿、误穿颈动脉、气胸、心律失常、右心室穿孔和三尖瓣损伤。

2. 急性排斥反应

急性排斥反应可能发生在移植后任何时间，但随着术后时间的延长，发生急性排斥反应的受者累积死亡率并未明显上升。2017 年 ISHLT 年报表明，近 17 年心脏移植术后 0～30d、＞30d～1 年、＞13 年、＞3～5 年、＞5～10 年和 10 年以上，急性排斥反应分别占所有死亡原因的 3.5%、6.8%、9.4%、5.8%、2.3%和 0.9%。

(1) 诊断　急性排斥反应涉及细胞免疫和体液免疫，常导致移植器官功能不全或失功甚至受者死亡。尽管单用糖皮质激素就可逆转 85%的排斥反应，但排斥反应目前仍然是心脏移植受者死亡的主要原因之一。

移植心脏发生的急性细胞排斥反应实质是 T 细胞介导的淋巴细胞和巨噬细胞浸润及心肌坏死。2004 年 ISHLT 病理学委员会提出简化 1990 年的诊断分级标准，目前将急性细胞排斥反应分为轻、中和重度，详见表 8–1。2013 年 ISHLT 病理学委员会再次确认了抗体介导排斥反应(antibody mediated rejection，AMR)分级建议，见表 8–2。除了组织学特征，临床医师还需关注有无血流动力学异常。当出现心功能下降时，首先考虑与排斥反应相关。

表 8–1　1990 年和 2004 年 ISHLT EMB 诊断急性细胞排斥反应分级标准

2004 年分级	1990 年分级	病理结果
0 级	0 级	无排斥反应
1R 级	1a 级	血管周围或间质内有淋巴细胞浸润灶，无心肌细胞损害
	1b 级	血管周围或间质内出现弥漫性淋巴细胞浸润，无心肌细胞损害
	2 级	心肌组织中出现单个炎性浸润灶，孤立病灶内有心肌细胞损害
2R 级(中度)	3a 级	心肌组织中有多个炎性浸润灶，伴有心肌细胞损害
3R 级(重度)	3b 级	心肌组织内出现弥漫性炎症病变，除淋巴细胞外，还可见嗜酸性及中性粒细胞，伴有较多的心肌细胞损害
	4 级	弥漫性、浸润性、伴心肌细胞坏死的白细胞渗出；水肿、出血或血管炎

注：ISHLT.国际心肺移植协会；EMB.心内膜心肌活检

表 8–2　2013 年 ISHLT 抗体介导排斥反应分级建议

级别	表现
pAMR0	组织学和免疫病理均阴性
pAMR1(H+)	组织学阳性，免疫病理阴性
pAMR1(I+)	组织学阴性，免疫病理阳性($CD8^+$和/或 $CD4^+$)
pAMR2	组织学和免疫病理均阳性

续表

级别	表现
pAMR3	间质出血、毛细血管及小血管纤维素样坏死，纤维蛋白和血小板沉积形成血栓、混合性炎症浸润，内皮细胞固缩和/或核破裂，明显的水肿和免疫病理改变；这些情况可能伴随血流动力学障碍和临床预后不良

注：pAMR.病理诊断抗体介导排斥反应；H.组织学；I.免疫病理

(2) 治疗

①有症状的急性细胞排斥反应如果受者出现急性排斥反应症状，需尽早行 EMB，确诊后应住院治疗，血流动力学不稳定者应在 ICU 治疗。出现心功能下降的急性细胞排斥反应，无论 EMB 病理结果如何(ISHLT 分级 0、1R 和 2R 级)，均应以大剂量糖皮质激素静脉注射为首选治疗方案。出现血流动力学不稳定时，尤其是静脉使用大剂量糖皮质激素 12～24h 临床症状仍未改善时，可以加用 ATG 治疗。根据需要静脉应用正性肌力药物、血管收缩药物和/或主动脉内球囊反搏等机械循环辅助治疗，以维持足够的心输出量和体循环血压，直至移植心脏功能恢复。当应用大量糖皮质激素和/或加用 ATG 治疗时，需预防性使用抗生素防止机会性感染。维持免疫抑制治疗方案也应适当调整，以降低排斥反应复发风险。调整方案包括：确认受者对原有方案的依从性，现有免疫抑制剂(如环孢素或他克莫司、霉酚酸酯)加量，转换为其他免疫抑制剂(如环孢素换为他克莫司、硫唑嘌呤换为霉酚酸酯)，增加新的免疫抑制剂(如西罗莫司)。急性细胞排斥反应治疗 1～2 周，应行超声心动图监测移植心脏功能，评价抗排斥反应治疗的效果，必要时再次进行 EMB。对于急性细胞排斥反应分级较低但血流动力学不稳定的受者，应该考虑存在 AMR 的可能。IL－2 受体拮抗剂不宜用于治疗急性细胞排斥反应。

②无症状的急性细胞排斥反应 EMB 确诊的重度急性细胞排斥反应(ISHLT3R 级)即使没有临床症状或移植心脏功能不全的证据，也应该进行治疗，首选静脉应用大剂量糖皮质激素。中度无症状的急性细胞排斥反应(ISHLT2R 级)，可选用静脉或口服糖皮质激素治疗；若发生于移植术后 1 年以后，也可暂时不予治疗，但需严密随访和监测临床表现、超声心动图和 EMB。绝大多数轻度(ISHLT1R 级)无症状的急性细胞排斥反应无需治疗。中度或重度无症状急性细胞排斥反应的受者，治疗 2～4 周仍无组织学好转表现，可考虑应用 ATG。使用大剂量糖皮质激素和/或 ATG 治疗时，应预防性使用抗生素。维持免疫抑制治疗方案也需要调整，包括：确认受者对原有方案的依从性，现有免疫抑制剂加量，转换为其他类型免疫抑制剂或增加新的免疫抑制剂。

③复发或糖皮质激素抵抗的急性细胞排斥反应对于复发或糖皮质激素抵抗的急性细胞排斥反应，需考虑应用 ATG 治疗，也可加用氨甲蝶呤冲击治疗、体外光化学疗法和全身淋巴结照射等方法，并重新评估维持免疫抑制方案。建议通过超声心动图监测移植心脏功能。对 EMB 标本进行评估时，需要排除合并 AMR，并明确受者是否存在供者特异性抗体。

三、右心功能不全右心衰

心脏移植术后右心功能不全和右心衰是围术期常见的合并症，原因不明确。右心室在解剖学上比左心室的心室壁要更薄些，对于缺血和再灌注的损伤尤其敏感。同时，由于心脏移植患者术前长期心衰造成左心房压高，肺血管阻力通常在移植前会处在一个相对较高的水平，虽然移植术后左心房压力下降，但肺血管阻力不会立即下降，通常需要1～2周才会恢复到正常范围。因此，术后早期的右心功能不全跟肺血管阻力是有密切关系，特别是在右心室保护不良或者供心相对较小的情况下发生右心功能不全的机会就更大了。有学者认为供心的心脏通常难以承受超过 50mmHg 的右心后负荷，当肺动脉收缩压超过 55～60mmHg 时往往会发生术后右心功能衰竭。术后通过 CVP 及三尖瓣反流的情况了解右心功能，可以看出术前肺动脉压高术后三尖瓣反流程度重，术前肺动脉压不高术后仍会出现中、重度的三尖瓣反流，说明术后右心功能不全不单与术前肺动脉压有关。术后的右心功能不全大多数是可逆的，三尖瓣关闭不全出现及程度的高峰期是术后的3～7天，随后逐渐减轻，大部分病例两周后可恢复。治疗在术后早期宜应用多巴胺、盐酸肾上腺素、PGE1、硝酸甘油等药物，每日应用白蛋白，加强利尿，术后1内每日液体量负平衡。对于严重的右心衰可加用超滤以减少体内液体量，或用 ECMO 行右心辅助，疗效比较确切。

四、肾功能不全和肾衰

心脏移植肾衰是术后近期、远期都会面临的并发症。心脏移植的患者由于术前长期的心衰，心输出量长期低下，肾灌注不良，加之为减轻体液潴留而长期大剂量服用利尿药，术前肾的储备功能差。手术时体外循环的打击，术后低心排，以及 CsA 对肾脏的损伤都是引起移植术后肾功能不全的主要原因。术前肾功能异常者术后肾功能会进一步恶化，术前肾功能正常者术后出现了肾功能恶化，说明 CsA 对肾脏的损害是很明显的。如果术后早期出现尿少或 Cr 高于 1.7mg/d，可以推迟 CsA 的使用时间，同时建议使用注射用巴利昔单抗、噻尼哌、ATG 或 OKT3 等免疫替代药物。当 Cr 高于 2.5mg/d 时，可以增加严重的感染和肾衰的机会。

五、移植物冠状动脉病（TCAD）

TCAD 是一种独特的、快速进展的疾病，以移植心脏冠状动脉早期血管内膜增生、晚期心外膜下血管狭窄、小血管闭塞以及伴心肌梗死为特征，最初表现通常为室性心律失常、充血性心力衰竭及猝死，是心脏移植1年后死亡的首要原因。心脏移植5年后 40%～50% 的受者经血管造影证实发生 TCAD。

TCAD 的病因仍不明确，由于移植物去神经化后导致的无症状性心肌缺血使 TCAD 诊断尤为困难和复杂。冠状动脉 CT 和造影检查示目前监测 TCAD 的常用方法。心脏移植受者早期局限性 TCAD 可行经皮冠状动脉支架植入治疗，终末期 TCAD 由于病变弥漫，远端血管受累，唯一有确切疗效的治疗手段是再次移植。因此，TCAD 重点在于预防。术前获取供心时应避免血管内皮损伤，缩短冷缺血时间，注意保护供心术后修正危险因素。有研究表明使用钙通道、ACEI 类药物可减少 TCAD 的发生，新型免疫抑制剂依维莫司、西罗莫司等可能降低 TCAD 的发病率，对减缓疾病进展也有帮助。

六、恶性肿瘤

长期免疫抑制治疗增加了恶性肿瘤的发病率（4%～18%）比一般人群发病率高 100 倍。同时，随着移植物及受者生存时间延长，肿瘤发病率也逐渐升高。恶性肿瘤已成为影响移植受者长期生存的重要因素。淋巴细胞增殖性疾病（PTLD）和皮肤癌是心脏移植受者最常见的恶性肿瘤。国际指南针对心脏移植术后恶性肿瘤的随访建议包括：①心脏移植术后应进行常规乳腺、结肠和前列腺肿瘤筛查，筛查建议同普通人群；②心脏移植受者应进行严格的皮肤癌筛查，包括健康教育和建议每年进行皮肤病检查；③心脏移植术后 PTLD 的评估和治疗应在移植中心由专业医师进行；④除骨髓移植外，没有证据证明在出现与淋巴系统无关的肿瘤时减少免疫抑制剂的使用能够获益；⑤对于存在恶性肿瘤高危因素的心脏移植受者，术后应尽量减少免疫抑制剂的使用。

七、移植术后糖尿病

术前有糖尿病史及部分术前无糖尿病史的心脏移植受者，术后因免疫抑制剂的使用可能使病情加重或新发糖尿病，因此应在移植术前评估糖尿病危险因素。国际指南针对心脏移植术后糖尿病的随访建议包括：①心脏移植术后对于糖尿病的有效预防、早期诊断和有效治疗十分关键；②心脏移植受者应定期进行血糖、口服葡萄糖耐量试验和糖化血红蛋白检查，检查频率由危险因素控制情况和免疫抑制方案决定，并将影响血糖代谢的免疫抑制剂尽量减至最低有效剂量；③心脏移植受者应有效控制体量，注意营养和饮食，适当运动；④合理使用糖皮质激素和 CN 类药物；⑤每年进行糖尿病相关并发症的评估，包括眼科、足部和外周血管病变评估等；⑥与内分泌医师共同对心脏移植术后糖尿病受者进行管理。

八、高血压

50%～90%的心脏移植受者术后合并中、重度高血压，体液潴留及外周血管收缩可能是主要原因。目前虽然其确切机制尚未明确，但很可能与环孢素诱导的肾小管毒性以及交感神经兴奋介导的全身动脉（尤其是肾动脉）收缩相关。服用他克莫司的受者高血压发生率较服用环孢素者低。心脏移植术后高血压治疗难度大，单一降压药物治疗效果不佳，目前仍仅为经验性治疗。这部分人群应慎用利尿剂，过度利尿可进一步降低肾血流量及改变环孢素药物代谢动力学，从而增加环孢素肾毒性。由于β受体阻滞剂减弱了运动时心脏的心率调节能力，因此须谨慎应用。国际指南针对心脏移植术后高血压的随访建议包括：①心脏移植受者降压治疗受益与普通人群相似，因此心脏移植术后高血压的治疗建议目标应与普通人群相同；②调整生活方式（包括减肥、低钠饮食和运动）可以协助药物达到更有效控制血压的目的；③根据经验和治疗后血压水平选择心脏移植术后高血压受者的治疗药物，CCB 是最常用的药物，但 ACEI 和 ARB 对合并糖尿病的受者疗效更好，可与 CCB 联用；④纠正危险因素，如糖尿病和高脂血症；⑤适当调整免疫抑制方案对心脏移植术后高血压受者的治疗有益尤其是停用糖皮质激素；⑥心脏移植成人和儿童受者均可发生术后高血压，可通过动态血压监测进行评估。

第七节　免疫排斥反应监测技术

一、无创免疫排斥反应监测

在监测移植术后免疫排斥反应的方法中，心肌活检自从 19 世纪 70 年代起一直作为公认的金标准在全世界广泛采用。但是心肌活检所带来的创伤大、费用高等问题一直脏困扰着心脏外科医师。一般来说，按照标准的方案心脏移植术后患者在第一年内至少将会接受10 次左右的心肌活检以检测其心脏排斥反应的状态，同时在以后的几年里还会定期进行。尽管全世界统计所有心肌活检结果中有 75%是阴性的，但是鉴于没有其他理想的替代技术，因此患者在以后的免疫状态评估时心肌活检还得要常规进行。心肌活检不但费时费力费钱，很多时候还受时间的限制，出现明显症状而进行心肌活检时往往心肌的免疫排斥已经发生和存在一段时间了，也就是说心肌活检不能很好地早期实时监测移植的心脏的免疫排斥状态。因此心脏移植术后无创免疫检测技术的研究一直是全世界的研究热点，但是目前尚没有理想的无创检测方法。以下简单介绍一下几种国际无创监测技术的研究热点。

（一）组织多普勒超声技术

组织多普勒超声心动图（TDE）又被称为组织多普勒成像（TDI）或多普勒心肌显像（DMI）。在实际中应用的开端是在 1992 年，即 McDicken 将彩色编码技术应用于模拟组织而评价组织速度的大小和方向，从而导致了这项技术在心脏功能评价、心脏激动学研究的广泛应用。通过选择性测量心肌运动获得低速高幅度信号来量化心肌舒张和收缩速率，同时要过滤掉区域内血细胞移动所造成的高速低幅度信号。由于其高度瞬时化和对速度范围的分解，脉冲组织多普勒显像对于诊断心脏移植排斥早期引起的舒张功能障碍特别有效，比传统的超声心动图能更早检测心室功能的变化。

根据心肌组织运动成像方式的不同，TDE 平面实时成像分为三类：组织速度成像的彩色二维组织速度图（Colour－ TVI or CDMI）以及基于速度成像的多普勒组织能量图（DTE）、多普勒组织加速度图（DTA）、变应率成像（SRI）；彩色 M 型组织多普勒超声心动图（M－TDE），脉冲组织多普勒超声心动图（PW－TDE）等。非实时成像主要是在获取高帧频二维速度成像基础上的合成重建，即经后处理而得到的成像，主要为曲线化解剖 M 型技术。

目前在心脏移植领域组织多普勒监测技术的指标预测和急性排斥反应的相关性研究仍然比较少。Aranda－JJ 等研究报道移植成功预测的敏感度为 93%，特异性为 71%。Michael 等利用 ALOCASSD－2200 超声系统研究移植排斥反应的监测结果。结果显示舒张早期室壁运动峰速和松弛时间对临床排斥反应高度敏感性，相关性分别为 90.0%和 93.3%。舒张参数的变化对阴性和阳性预测的灵敏度分别为 96%和 92%。而收缩参数的变化对于移植物血管病的预测率为 92%～97%，排除准确率为 80%，结果可用于指导术后长期监测的冠造时间的选择。Michael D.等在心脏移植术后心肌排斥反应监测中尝试了组织多普勒技术，研究中尝试了多种指标，具体包括：①收缩期室壁运动峰速 Sm；②舒张早期室壁运动峰速 Em；③收缩时间 TSm（从第一心音到收缩运动峰速时间）；④舒张早期时间 Tem（从第二心音开始到舒张早期峰值）；⑤收缩和舒张早期室壁加速度 Sm/ TSm，Em/TEm。在研究中发现 Sm 和 Em 在心脏移植术后发生排斥反应时均明显降低，而 TSm 则有明显延长的变化。

总之，组织多普勒技术无论在心脏功能还是在心脏电生理方面均发挥着巨大的作用，尤其是近年来在二维基础上的合成重建即后处理功能的强大将会使这一技术更加成熟。TDE 的腔内成像、三维成像将促使它的应用研究领域更加广泛，多形式实时成像的显示更有助于开阔我们对心肌组织病理的研究视野。

（二）心肌内心电图技术

在开展心脏移植的早期阶段，人们就认识到排斥反应会改变 QRs 波群的电压值。免疫排斥时的特征性病理变化——淋巴细胞对移植物的浸润，间质水肿，心肌细胞的坏死，会引起相关心肌组织电传导特性的变化。因此，在早些时候有人用体表心电图 QRS 波幅的变化来监测免疫排斥反应的发生，但体表心电图和 QRs 波幅的变化可能是由外界因素引起的，例如：体重、电极的具体位置和电解质的失衡等会影响最终结果的准确性。另外，随着环孢素 A 的使用，典型的排斥反应期间心肌间质广泛水肿的情况越来越少见，而排斥反应期间心电图的改变也越来越少监测到。因此传统的体表心电图并非监测排斥反应的可靠方法。虽然某些时候心电图的细微变化确实也提示排斥反应的发生，但是它和组织学检查结果的相关程度却远未达到能作为诊断工具的地步。

有大宗的回顾性研究表明，可日常进行的无创排斥反应监测系统可提高心脏移植患者的远期存活率。目前来看，最安全、方便、有效和最有前景的排斥监测手段是电生理和组织多普勒，心电生理方法具有连续、无创、远距、可连续进行测量的特性而心脏超声技术使得能够安全评估心脏结构和功能的变化，能够进一步减少心内膜活检的需要。将几种无创监测手段结合起来建立一个排斥反应诊断评分系统，可能是未来临床研究的方向之一。当然，这需要多中心联合的大样本的回顾性和前瞻性分析。

（三）外周血淋巴细胞分子生物学技术

近年来获得技术重大突破的外周血无创实时的分子生物学检测技术是最有希望获得临床推广应用的方法之一，已经引起全世界越来越多的器官移植专家的重视。2006 年 4 月的国际心肺移植年会上，综合采用最新分子生物学技术的异体器官移植基因图谱检测技术（AlloMap）被设为一个独立的大会专题，来自全世界各国的众多移植专家对其进行了热烈的讨论。分子生物学技术监测免疫排斥反应在心脏移植领域的应用是个崭新的重要课题，其原理为使用定量实时反转录聚合酶联反应（BT−PCR）技术，利用对血液中单核粒细胞等免疫细胞的成千上百种信使核糖核酸（mRNA）基因表达状态的筛选分析，来评估机体的免疫排斥系统的实时状态，从面迅速、及时地监测机体对移植物的排斥反应程度。事实上，利用外周血淋巴细胞的不同种类基因表达来预测移植术后的免疫排斥反应在近几年来一直是人们研究的热点，众多研究结果显示涉及机体免疫排斥反应的多种基因表达的监测都可能与临床心肌活检所确定的免疫排斥程度具有相关性，但是具体哪一种或者哪几种基因的相关性最好，对于大样本的临床观察结果会如何，种种类似的问题一直没有得到较好的回答。直到研究协作组的 AlloMap 技术在美国几家先进移植中心的初步研究获得令人满意的结果，才预示着在此领域的无创实时检测研究真正走向了临床应用阶段。

Yamani M.h.在 2005 年报道了对 69 例心脏移植患者利用 AlloMap 技术进行实时免疫排斥检测的研究，结果显示心脏移植术后血管增殖疾病患者的 AlloMap 评分远高于冠脉正常的移植患者（32.2 ± 3.9 vs 26.1 ± 6.5，$P < 0.001$）。2006 年国际心肺移植年会上哥德比来大学心脏移植研究中心主任 M. C. Deng 报告了使用 AlloMap 来监测和预测心脏移植术后慢性冠脉增殖性疾病的初步结果，这些研究检测了与慢性冠脉增殖性疾病相关的基因表达，提示心脏移植术后早期不同的基因表达形式可以预测将来发展慢性冠脉增殖性疾病的风险。2005 年 Evans R. W.总结了美国 5 家使用无创外周血分子生物学检测和心肌活检的经济学费用的对比，心肌活检至少要花费 3297 美元，而使用无创外周血分子生物学技术则可以明显减少其费用，全美国至少可以每年节省 120 万美元。在 2006 年 4 月国际心肺移植大会上维也纳大学心脏外科 O. Zwkermann 博士报告了 AlloMap 在临床应用的结果，并分析了将来可能推广的应用方案。他指出 Allomap 检测自从 2005 年出现以来很快被一些移植中心采用，

并被越来越多的机构用作为心肌活检外的临床免疫排斥监测方法，还将继续评估所有的数据结果。这种分子学监测是心脏移植领域巨大的进展，是一种移植患者很容易接受的免疫监测方法。多伦多大学心胸外科主任 Shaf Keshavjee 讨论了肺移植应用 AlloMap 进行免疫监测的结果提示 AlloMap 也可以成功地用于心脏外其他器官移植的监测。

总之，这种无创实时的免疫检测技术已经在国际上一些先进移植中心得到成功应用，取得了令人兴奋的初步成果，而且从 2005 年 4 月开始进行的 CARGO Ⅱ研究已经把范围扩展到欧、美、澳三大洲 19 个心脏移植中心，有计划地在国际范围内进行深入研究。其目标包括：①在国际范围内鉴别诊断患者有无免疫排斥反应；②预测将来的急性细胞排斥反应和移植物的功能衰竭；③检测和指导免疫抑制药物；④诊断和预测体液排斥反应；⑤心脏移植患者慢性冠脉血管性疾病的危险分级。

在 2006 年 4 月国际心肺移植年会上，众多国际移植专家一致认为 CARGO Ⅱ的研究将给心脏移植研究领域提供无与伦比的基因和分子诊断研究资源，将会在移植术后无创免疫检测领域开辟有效的新途径。

二、心肌活检

心内膜心肌活检术是应用心内膜心肌活检钳经心腔钳取适量的活体心内膜心肌标本，供临床作组织病理学等检查或研究的一种介入性诊断技术。目前临床上应用最为广泛的是经静脉（右股静脉或颈内静脉）径路的右心室心内膜心肌活检。

（一）适应证

(1) 前检查及移植后排斥反应的监测和分级。

(2) 抗肿瘤药物应用后引起心肌毒性反应的观察。

(3) 寻找不明原因心脏扩大和心力衰竭的病因。

(4) 对原因不明的胸痛和心律紊乱患者，其冠状动脉造影排除了冠状动脉病变需除外原发性扩张型心肌病与慢性病毒性心肌炎者。

(5) 鉴别限制型心肌病和缩窄性心包炎。

(6) 心内膜纤维增生症。

(7) 明确继发性心肌病的病因。

(8) 心脏肿瘤。

(9) 放射性心肌损伤。

(10) 心脏小血管病。

(11) 右心室发育不良致室性心动过速。

(12) Fabry 病（成人）和 Pompe 病（儿童）。

（二）禁忌证

(1) 有出血性疾患，如严重的血小板减少症、抗凝血系统疾病等。

(2) 正在接受抗凝治疗者。

(3) 心腔内或心壁有附壁血栓者。

(4) 心肌梗死后。

(5) 先天性解剖异常。

(6) 心脏极度扩大，患者一般情况差或重要脏器有严重病变者。

(7) 某些原因致使患者不能平卧或不能与操作者相配合。

(三) 操作方法

1. 主要方法

(1) 经右股静脉径路右心室心内膜心肌活检。

(2) 经右颈内静脉径路右心室心内膜心肌活检。

(3) 经股动脉逆行径路左心室心内膜心肌活检。

2. 主要并发症

心肌活检的总并发症发生率为 1%～2%，病死率不足 0.1%。

(1) 心脏穿孔是心内膜心肌活检最常见的严重并发症。据统计，其发生率为 0.1%～0.56%，多见于右心室心内膜心肌活检。轻的心脏穿孔系活检钳取材过深引起的渗血性心包炎，无需特殊处理，卧床休息数日即可恢复；严重的心室壁穿孔可导致大量心包积液，引起心脏填塞，需及时处理，必要时需开胸手术。

(2) 心律失常以频发室性早搏最为常见，偶可诱发短阵的室性心动过速和引起房室传导阻滞。

(3) 栓塞最为常见的是肺栓塞和脑栓塞。

(4) 房室瓣损伤多为三尖瓣的损伤，轻者无需处理，重症给予强心、利尿、扩血管，必要时需手术治疗。

(5) 感染。

第八节　异位心脏移植技术

异位心脏移植又称为并列心脏移植或背驮式心脏移植。最早的实验研究是把异体的另一个心脏移植到颈部或腹部，故称为异位移植，至今仍作为研究移植相关问题的实验方法。1946 年，前苏联的 Demikhvo 首次在无体外循环和低温的条件下完成了犬胸腔内的并列心脏移植。由于保留了原来的心脏，两个心脏并列，故被称为并列心脏移植。胸腔内心脏移植方法的实验至此开始。临床工作中，异位心脏移植即指胸腔内并列心脏移植。并列心脏移植保留了患者本身的心脏而同时将供体心脏植入，置于右侧胸腔内，使两个心脏共同承担循环功能。

一、异位移植的适应证

异位心脏移植的患者选择、供体选择、禁忌证基本上和原位心脏移植相同，但由于其特殊性，适应证有进一步的放宽。

1. 肺动脉高压

因肺动脉高压而列为原位移植禁忌的患者可以选择异位移植，因为自体心脏已适应肺动脉高压，而承担部分循环功能的供体心脏一般不会因后负荷过大而导致术后的右心衰。

2. 体重匹配

供受体体重匹配是影响心脏移植愈后的重要问题，而并列移植则不需考虑体重问题。Novizky 曾经为一位体重 56kg 的成人患者植入 1 个 14 岁 22kg 的女孩心脏供体，早期两个心脏共同承担循环功能，后期供体心脏逐渐负担了全部循环功能，患者愈后良好。

3. 某些短期内顽固心衰但长期有可能恢复的心脏病患者

有多例报道，异位移植数月至数年后，供体心脏失去功能，而受体心脏功能恢复，患者存活良好。这时的并列供体心脏相当于植入的心脏辅助装置。但此类适应证也存在判断不清和滥用的风险。

4. 体外循环

异位移植可以不用体外循环，对某些存在体外循环禁忌证的患者适用。

二、手术方法

异位心脏移植按其手术方法可分为两种。

1. 左心辅助

供体心脏经受体心脏左心房分流血液，经左心室、主动脉射入受体主动脉。供体心脏的冠脉循环经右心回到受体的右心房。具体的操作为供体上、下腔静脉和 4 条脚静脉分别结扎，行供、受体心脏左心房间侧-侧吻合，再行供、受体主动脉端一侧吻合，最后行供体肺动脉与受体右心房端-侧吻合(如长度不够，可接用供体血管或人造血管)。见图 8–1。

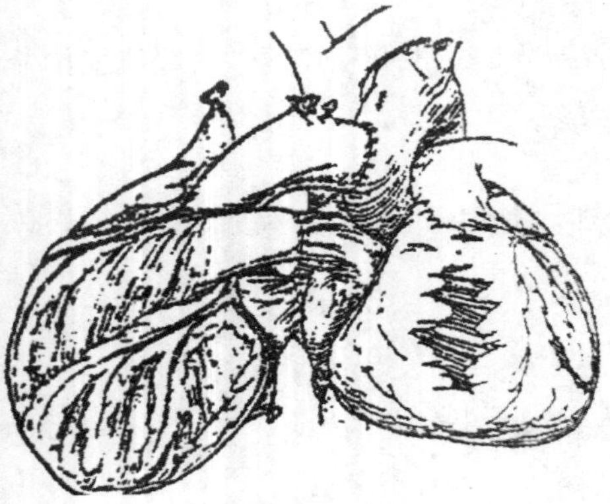

图 8–1 异位心脏移植左心辅助

2. 全心辅助

供体心脏左、右心室分别辅助受体心脏左、右心室。手术方法为供体上、下腔静脉和 4 条肺静脉分别结扎，行供、受体心脏左心房间侧–侧吻合，再行供、受体右心房侧–侧吻合(Cooley 法行供、受体上腔静脉端–侧吻合)，然后行供、受体主动脉端–侧吻合，最后行供、受体肺动脉端–侧吻合，由于供体肺动脉长度不够，需接用供体血管或人造血管。见图 8–2。

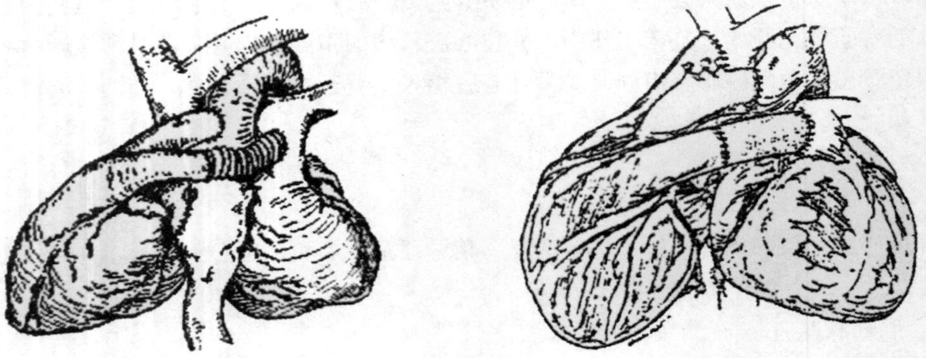

A. 右心房法　　B. Cooley(上腔静脉)法

图 8–2 异位心脏移植全心轴助

3. 手术注意事项

(1) 充分分离供体右侧心包腔，上达奇静脉，下达膈肌，分离右侧肺门前方心包隔，注意保护膈神经。

(2) 体外循环插管须尽量远，为吻合口留出余地。

(3) 需同时注意供体心脏与受体心脏的保护问题，包括温度与灌注。

(4) 左心房吻合口应足够大，并且吻合确实，以免漏血，否则在全部吻合结束后再进行深部止血是很困难的。

(5) 供体主动脉是供体心脏固定和支撑的主要部位，其吻合部位的选择以及主动脉长度的裁剪十分重要。

(6) 肺动脉端–侧吻合长度不够，可选择供体降主动脉或 Gortex 人造血管。

三、异位心脏移植的优点、缺点以及愈后

异位心脏移植于 1974 年被 Barnard 第一次应用于临床，但并不如原位移植一样得到广泛应用。它的主要的优点是当供体心脏因各种原因失去功能时，被保留的受体心脏仍可以发挥功能，为下一步的治疗计划如心室辅助或再次移植等争取时间；保留的受者心脏已经适应了肺动脉高压，保留病心可以减轻移植心脏的负荷，适合合并肺动脉高压及严重右心衰竭的受者。移植心脏术后一旦发生并发症，如急性排斥反应等，受者原有心脏还可以暂时维持生命，另外如前所述的特殊情况不得已而行之。

但异位心脏移植仍然有它难以克服的缺点。

(1) 手术时间较长，且两个心脏的心肌保护较为复杂。

(2) 供体心脏占位较大，造成血管扭曲，心脏、肺脏受压引起的一系列并发症。

(3) 临床发现在异位心脏移植中，无论供体心脏还是受体心脏都极易发生血栓，很少有两个心脏能同时长期存活的。

(4) 术后的心肌活检较为困难。

异位心脏移植只占心脏移植总数的 1%左右。Kriett 统计了 332 例异位心脏移植病例，其 5 年生存率为 45%。

第九节　心肾联合移植技术

一、心肾联合移植近况

世界第一例心肾联合移植是 Norman 等于 1978 年报道的，尽管由于感染的原因患者十几天后因败血症而死亡，但手术后移植的心脏和肾脏功能一直保持良好。这为以后多器官移植手术的开展开辟了一条新的途径，成为一种可接受的有效治疗方法。肾脏功能衰竭也不再是进行心脏移植的绝对禁忌证，给很多同时患有心脏和肾脏衰竭的患者带来了福音。

与单独的心或肾移植相比，目前对心肾联合移植等多器官移植的基础和临床研究比较少，世界上心肾联合移植的工作进展也比较缓慢。在 1987 年美国联合器官共享网络 UNOS 开始统计心肾联合移植手术时，世界上也只有 3 例报道。根据美国 UNOS 2005 年度统计报告，截止到 2006 年 9 月 1 日共有 426 例心肾联合移植，而与此同时则有 225675 例肾脏移植和 39817 例心脏移植，与之相比，心肾联合移植仅占后者的 0.18%和 1.1%。最近几年的心肾移植例数分别为 2015 年 150 例、2014 年 121 例、2013 年 100 例。根据 UNOS 统计的 426 例心肾联合移植，按照年龄分布为：6～10 岁 3 例，11～17 岁 17 例，18～34 岁 45

例，35～49 岁 121 例，50～64 岁 216 例，大于 65 岁 24 例。心肾联合移植患者的 1 年、3 年和 5 年的生存率分别为 86.7%、79.2%和 72.8%。与此同阶段的心脏移植患者的 1 年、3 年和 5 年的生存率分别为 85.5%、76.9%和 69.8%。肾脏移植患者的 1 年、3 年和 5 年的生存率分别为 94.8%、889%和 81.8%。国内目前开展心肾联合移植的总数为 10 例。总的来看，心肾联合移植的患者生存率和心脏移植相接近，略低于肾脏移植，结果是令人鼓舞的，同时也说明心肾联合移植是一种临床上可接受的有效治疗手段，很值得进一步的深入研究。

二、移植适应证的选择

在选择移植适应证时，对肾脏功能的正确判断非常重要。注意区分开肾脏功能衰竭是由于血液动力学紊乱导致的，还是由于肾脏本身的实质性的不可逆性改变所致。对于前者，在进行单独的心脏移植后，随着血流动力学紊乱的纠正，肾脏的血流灌注恢复，肾脏的功能可能得到迅速的恢复。目前在临床上等待心脏移植的患者中，有很多同时合并有糖尿病肾病、肾小球肾炎、肾病综合征、肾小管间质纤维化和肾动脉狭窄等病变，肾脏往往已经有了器质性的改变。根据 UNOS 的统计，肾脏病中最常见的是糖尿病性肾病（占 17%），其次是慢性肾小管性肾炎（11%）。另外还要考虑到，心脏移植手术期间的肾脏低灌注对已经有病变的肾脏也是一个不小的打击，在心脏移植之后所服用的环孢霉素等免疫抑制药物以及一些抗生素对肾脏都有毒性作用，因此在肾脏衰竭在心脏移植后能否进行可逆性的恢复往往并不像想象的那样容易。心肾联合移植无疑给这样的患者提供了一个较理想的解决方法。

术前评估肾脏衰竭并进行心肾联合移植的标准尚无统一，但一般要进行多方面的检查进行综合性评估，包括内生肌酐清除率，血清尿素氮，尿中的蛋白、管型、细胞，超声检查和肾活检等。Carlos 等报道了 8 年中 10 例心肾联合移植的经验总结。这些患者年龄 44～70 岁（平均 59 岁），左心室射血分数 9%～25%，内生肌酐清除率为 10～39ml/min（平均 25.4ml/min）。他们的心肾联合移植标准为内生肌酐清除率小于 40ml/min，血清肌酐水平高于 176.8μmo/L。免疫抑制剂采用了 OKT3、抗胸腺球蛋白、环孢霉素和类固醇等。Smith 等对 28 例接受心脏移植并服用环孢霉素患者状况进行回顾性分析时，发现术前血清肌酐水平≥176.8μmol/L 时，术后 1 年内发生肾衰竭的概率要大大增加。

三、免疫排斥反应的特点

心肾联合移植的临床观察中发现，其发生免疫排斥的特点与单独的心脏或肾脏移植有很大不同。首先，免疫排斥反应较单独心/肾移植减弱，其具体机制目前仍不清楚。Vincent 等统计结果表明，在 83 例心肾移植患者中，48%心肾均没有观察到排斥反应，73%肾脏没有排斥反应，61%心脏没有排斥反应。Carlos 等人报道的 10 例心肾移植中，供体心脏的排斥反应大大减弱，其中 8 例在术后从来没有观察到 1B 或以上级的排斥。而且 10 例患者在 1 个月、1 年和 2 年时的无排斥反应现象的概率为 90%±9%、80%±13%、80%±13%。肾脏与心脏相比发生排斥反应较少，与单独肾脏移植较单独心脏移植排斥少的现象是相类似的。

其次，临床上还观察到心脏和肾脏很少同时发生排斥反应。Vincent 等统计的 83 例心肾移植病例中，心脏有排斥反应者占 25%，肾脏有排斥反应者占 13%，而二者同时发现有排斥者仅占5%。在Alfred等报道的9例心肾移植中，有5例没有排斥反应发生，3例发生心脏排斥，2例发生肾脏排斥，而没有同时发生心肾排斥反应的病例。因此在检测心肾排斥反应时，对心脏和肾脏要分别进行。也有人认为，肾脏很少进行组织活检来判断排斥反应，而多数采用超声和肾功化验的方法，可能有一些亚临床型排斥反应因此而漏诊。UNOS对长期存活的心肾移植患者的慢性免疫反应也进行了统计，对50例患者进行了心脏冠脉造影和肾活检，结果发现3例肾脏血管的增殖性改变，7例心脏的冠状动脉有内膜增生性病变。

四、免疫抑制剂

单独心脏移植所用的免疫抑制剂的剂量，一般都多于单独肾脏移植。在已报道的心肾移植中，很多医疗中心都采用了与心脏移植等量的多种免疫抑制剂。在发生较明显的排斥反应时，多数用甲泼尼龙或加大口服泼尼松用量，对于非常严重者有的还使用了全身淋巴放射（2%）或血浆置换（6%）。环孢霉素的血清浓度小于100ng/ml占8%，100～150ng/ml占24%，130～200ng/ml占18%，200～400ng/ml占49%。

环孢霉素已被证明能引起肾脏间质的纤维化，从而导致肾功的渐进性衰竭。Myers等研究指出，在斯坦福大学医学院从1980年开始的心脏移植的患者中，接受持续环孢霉素治疗者在9年后有10%发生了肾脏的渐进性功能衰竭。在这种慢性肾脏疾病发展过程中，主要是肾小管间质的结构发生了改变。在疾病演化过程中逐渐发生了肾小管结构的肥大，炎症细胞的侵入和增殖，肾小管间质纤维化等。而这些病理生理过程是由很多种细胞因子来介导完成的，包括血管紧张素Ⅱ、肿瘤生长因子、金属蛋白酶等。尽管环孢霉素具有肾毒性作用，但由于其免疫抑制效果理想，其他副作用小，因而仍是目前器官移植的常用药物，但在肾功不良时要注意考虑其肾毒性作用。在围手术期可以使用注射用巴利昔单抗等免疫诱导治疗，推迟环孢霉素的应用时间，必要时可以考虑使用FK506代替环孢霉素进行免疫抑制。

五、术后死亡原因

UNOS统计资料显示，在心肾移植患者死亡原因中感染占30%，供心功能衰竭占21%，心肌梗死占9%，心律失常或心脏骤停占9%，肾脏衰竭占9%，多器官功能衰竭占9%。Vincent等报道的6例心肾移植中，有4例获得长期存活。1例在46天因肾脏严重排斥反应出现肾衰竭，并进而导致液体潴留、代谢废物累积和心脏功能衰竭而死亡。另外1例术后心肾功能良好，但于50天时死于脑出血，尸检证明其心肾均无明显的排斥反应。

六、心肾移植的同时性或次序性手术问题

有种观点认为在心肾联合移植中，应该尽量同时进行两个脏器的手术，因为缺血时间延长对脏器造成损伤，并可能使MHC抗原的表达增加，增大免疫排斥的风险，从而降低患者生存率。但更多的专家则认为心肾联合移植手术中，心肾两个脏器分次序先后进行移植也有很多优点。首先，先进行心脏移植有利于纠正内环境的紊乱，建立稳定的血流动力学状态，使得肾脏移植时有一个较理想的内环境。如果血流动力学不稳定而单纯使用肾上腺素类药物来维持，则不利于供体肾脏的存活。而供体肾脏功能不良又通过血容量增大和

代谢废物累积等环节，影响供心的存活。其次，在移植前由于心脏和肾脏功能衰竭，往往体内存在凝血机制异常，先进行心脏移植则能纠正这些紊乱，有利于供肾的存活。另外，次序性移植时也有利于手术现场的控制和管理，避免出现混乱而造成不必要的失误。在 Carlos 报道的 10 例心肾移植中，肾脏缺血的时间为 16～49.5h（平均 23h），但所有病例移植手术完成后很快就有尿液的流出，移植后 7～10 天内生肌酐清除率和血清尿素氮等指标恢复正常，随访表明肾脏功能长期保持良好状态。

第九章　心血管外科术后监护

第一节　早期监护

心血管外科手术结束后患者由手术室转移到监护室（ICU）、从一个监护系统转换到另一个监护系统。在此期间必须始终进行监护，以确保患者安全。

1. 转运过程中

(1) 备好便携式储氧装置（氧气袋）来保证足够的氧供。

(2) 使用微量泵确保药物剂量准确。

(3) 备好急救药物以备突发情况。

2. 到达 ICU 后

(1) 立即将气管插管连接至呼吸机。

(2) 将心电图电极导线、压力传感器连接到床旁监护仪，校对零点，血氧饱和度探头套在患者手指上。

(3) 确认药物滴速，重新调整剂量。

(4) 确认引流管通畅。

3. 严密关注以下情况

(1) 胸廓运动幅度。

(2) 心电图波形。

(3) 血压。

(4) 血氧饱和度。

当患者生命体征稳定后，麻醉师与手术室护士一起向 ICU 医生交代病情，包括：患者的原发病情况、合并症、手术方式、术中情况、术中用药，以及术后需要注意的问题等。

第二节　ICU 监护技术及相关问题

患者进入 ICU 后无论出现任何情况，都必须立即进行评估，并给予相应处理。

一、心电图

床旁心电监测能即刻发现患者心率的变化，并进行 ST 段分析。心电图（ECG）发生异常时，需注意以下情况。

(1) 电极片接触不良（动脉波形正常或者血氧饱和度波形正常）。

(2) 室颤或室性心动过速，立即进行体外除颤，按心肺复苏处理。

(3) 检查起搏器连接情况及起搏器设置。

(4) 心动过缓或心脏传导阻滞时，连接起搏器，开始起搏。

(5) 监测 12 导联心电图，及时发现需要处理的心律失常或心肌缺血等情况。

二、呼吸机

(1) 除了在手术室直接拔除气管插管的患者，其余患者进入 ICU 后，仍需要机械辅助通气。呼吸机基本参数的设置如下。

①模式容控(A/C)方式。

②潮气量为 8～10ml/kg。

③呼吸频率为 10～12 次/分。

④吸入氧浓度(FO_2)为 60%。

⑤根据患者情况，确定呼气末气道正压(PEEP)。

(2) 听诊双侧呼吸音，观察胸廓运动幅度，根据血气分析结果调整呼吸机参数，评估气体交换是否充分。拍摄床旁胸片，了解气管插管的位置，确定有无气胸及胸腔积液。

(3) 适当吸痰，保持气道通畅。

(4) 患者清醒后，及时调整呼吸机模式及参数，尽早拔出气管插管。

三、脉搏血氧饱和度

连续评估四肢末梢灌注及脉搏动脉血氧饱和度(PO)情况。必须谨记：PO 只能测定 SaO_2，不能替代血气分析。

四、有创动脉压监测

经桡动脉或股动脉穿刺，通过压力转换器将即时的动脉压波形和数值显示在床旁监护仪上。特殊患者也可以通过肱动脉穿刺。

最常见的问题——低血压(SBP＜90mmHg 或 MAP＜60mmHg)。

1. 原因

(1) 低血容量。

(2) 血管活性药物剂量的突然变化。

(3) 急性出血。

(4) 心肌梗死。

(5) 严重心功能不全。

(6) 心律失常。

(7) 通气障碍。

(8) 测压装置的零点校对不准确、压力传感通路打折或堵塞。

2. 处理程序

(1) 听诊双侧呼吸音。

(2) 检查桡动脉或股动脉搏动情况，使用袖带血压计重新测量血压。

(3) 确定是否正在使用硝酸甘油或硝普钠等扩血管药物。

(4) 检查引流管，确定有无大量出血情况。

(5) 通过监护仪显示的指标，评估心脏充盈情况，确认压力传感器的位置合适，监护仪是否经过(零点)校正。

(6) 确定患者的中心静脉压水平。

3. 治疗原则

(1) 首先补充血容量。

(2) 必要时增加血管活性药物。

(3) 如果上述处理均无效，立即请示上级医生，并准备紧急开胸手术。

五、中心静脉压

中心静脉压(CVP)监测能够反映手术后的心脏充盈情况。在大多数患者中，CVP 与肺动脉压力之间具有良好的相关性，能够很好地指导补液治疗。

六、肺动脉导管

肺动脉(Swan－Ganz)导管是心血管手术后重要而有价值的监测方法。

(1) 右心房压(RAP)：右心房压代表中心静脉压。正常值为 6～12cmH$_2$O，影响因素包括血容量、静脉血管张力及右心室功能状态。

(2) 右心室压(RVP)：正常值为收缩压 20～30mmHg，舒张压 0～5mmHg，舒张末压 2～6mmHg。

(3) 肺动脉压(PAP)：正常值为收缩压 20～30mmHg，舒张末压 8～12mmHg，平均压 10～20mmHg。

(4) 肺毛细血管楔压(PCWP)：气囊充气后由气囊远端的端孔测定的压力。正常值为 4～12mmHg。

(5) 心输血量(CO)与心指数(CI)：CO 是指心室每分钟输出的血量，正常值为 4～8L/min；CI 是指每平方米体表面积的心输出量，正常值为 2.5～4.0L/(min•m^2)。

(6) 混合静脉血氧饱和度(SvO$_2$)：正常值为 68%～77%，影响因素包括：心排血量、血红蛋白、动脉血氧含量和组织氧耗量。

七、左心房测压管

在特殊情况下，左心房测压管能够准确地评估左心充盈压。一般在手术过程中通过右上肺静脉置入左心房。

1. 适应证

(1) 严重的左心功能障碍。

(2) 二尖瓣病变导致的重度肺动脉高压。

(3) 应用循环辅助装置。

(4) 心脏移植。

2. 并发症

(1) 气栓。

(2) 出血。

八、胸部引流管

心血管外科手术后常规放置纵隔及心包引流管。如果术中胸膜破裂，应同时放置胸腔引流管，并记录每小时的引流量。

九、导尿管

记录每小时尿量。肾功能正常的情况下，尿量能够反映肾灌注情况；如果心排量下降，肾灌注也会下降。

十、胃管或鼻胃管

进行胃肠减压和肠内营养的注意事项。

(1) 镇静不充分或患者不耐受，可能会导致高血压、心律失常等。

(2) 抗凝或抗血小板治疗的患者，可能会引起局部出血。

(3) 放置胃管后 12～24h 内，开始缓慢输入胃黏膜保护剂。

(4) 怀疑应激性溃疡出血时，建议应用质子泵抑制剂。

(5) 术后尽早开始肠内营养。

十一、起博导线

心脏手术结束时在心外膜植入临时起搏导线。

注意事项如下。

(1) 必须要安全牢靠地固定于患者胸壁，并且正确连接到起搏器上。

(2) 每位医护人员都应了解起搏器的工作原理及当前的设置。

(3) 不使用起搏器时，应该将导线头端套入绝缘针头帽中，以避免杂乱电流引起心律失常。

(4) 使用时特别要注意完全传导阻滞患者的起搏阈值，不恰当的感知和起搏常可导致恶性心律失常。

第三节　血气分析与电解质平衡

一、血气分析常用指标

(1) pH 值　指血液中 H^+浓度的负对数。正常值 7.35～7.45。

(2) PaO_2　动脉血氧分压。正常值 80～100mmHg。

(3) SaO_2　血氧含量与血氧容量之比。正常值 95%～100%，PaO_2 为 60mmHg 时，SaO_2 为 90%；PaO_2 为 40mmHg 时，SaO_2 为 75%。

(4) PvO_2　混合静脉血氧分压，指肺动脉内的血液，间接反映全身组织的氧供、氧耗情况。正常值 35～40mmHg。

(5) SvO_2　混合静脉血氧饱和度。正常值 68%～77%。若 SvO_2<68%，提示氧供应减少，可能因为血红蛋白太低，心输出量下降，动脉血氧含量下降或组织耗氧量增加；当 SvO_2<60%时，提示氧供严重不足；当 SvO_2<50%时，提示无氧代谢和酸中毒。

(6) SB　标准碳酸氢盐，是指血液标本在37℃，血红蛋白完全氧合和 $PaCO_2$ 为 40mmHg 条件下测得的血浆 HCO_3^-浓度，SB 是代谢性指标。正常值 22～27mmol/L。

(7) AB　实际碳酸氢盐，为隔绝空气的血液标本在实际 $PaCO_2$ 和血氧饱和度条件下测

得的血浆 HCO_3^-浓度，其结果是受患者呼吸和代谢两方面因素的影响。正常值 22～26mmol/L。

(8) BB　缓冲碱，指血液中一切具有缓冲作用的碱性物质的总和。它包括 HCO_3^-、Hb^-、PR^-(蛋白质氢根)，BB 是代谢性指标。正常值为 45～55mmol/L。

(9) BE　碱剩余，是在标准条件下(37℃，$PaCO_2$ 为 40mmHg，Hb 为 150g/L，SaO_2 为 100%)将 1L 全血滴定至 pH 值 7.4 时所需加的酸或碱的毫摩尔(mmol)数。若需加的为酸，则用正值表示；若需加的为碱，用负值表示。BE 为代谢性指标，正常值为(+3)～(−3)mmol/L。

(10) PCO_2　二氧化碳分压，指血液中 CO_2 分子所产生的张力。正常值 35～45mmHg。

二、电解质紊乱

(一) 低钾血症

【病因】

(1) 排钾增多，长期服用利尿药患者，多尿时易出现低钾血症。

(2) 代谢性碱中毒或呼吸性碱中毒时，由于钾向细胞内转移，且肾小管泌 H^+减少，泌 K^+增多，故血钾下降。

(3) 消化液丢失。

(4) 摄入不足。

【诊断标准】

1. 临床表现

(1) 心律紊乱，如室上性心动过速、房性或室性早搏，严重者出现频发室性早搏、室性心动过速、心室颤动，心电图可出现 Q−T 间期延长，ST 段下降，T 波低平、双向，或伴有 U 波。

(2) 肌肉软弱无力，甚至软瘫。

(3) 口苦、恶心、呕吐、腹胀。

(4) 烦躁不安、表情淡漠、反应迟钝、嗜睡等。

2. 实验室检查

血清押＜3.5mmol/L。

【治疗原则】

根据化验结果，按公式计算出补钾量。

计算公式：补钾量(mmol/L)＝[目标值(mmol/L)−实测值(mmol/L)]×0.3×体重(kg)。

【补钾注意事项】

(1) 绝对禁忌静脉推注氯化钾。

(2) 单位时间内输入含钾溶液不可过快过多，以免导致高钾血症。成人每小时不宜＞20mmol，小儿以 0.2～0.5mmol/(kg·d)的速度补充。

(3) 高浓度含钾溶液应从深静脉输入，专用管道；不能从浅静脉输入，以免引起静脉炎。

(4) 尿少或肾衰竭患者，补钾时要慎重。

(5) 尿多、缺钾多时，含钾溶液浓度宜高，可用 0.9%、1.2%、1.5%或 3%的浓度；尿少、缺钾少时，含钾溶液浓度宜低，可用 0.3%、0.6%的溶液。

(6) 若用高浓度含钾溶液，每次配液不宜过多。如 15‰氯化钾每次配液量不宜超过 100ml，以免入钾过多。

(7) 一般先补缺钾量的一半，复查血钾后，再调整补钾速度。

(8) 纠正碱中毒有利于纠正低钾血症。

(9) 酸中毒伴有低血钾时，应先补充钾盐后，纠正酸中毒。

(10) 口服补钾最安全，能进食的患者要口服补钾，必要时辅以少量静脉滴注补钾。

(二) 高钾血症

血钾过高，心肌的兴奋性、传导性均降低或消失，易造成心肌收缩无力及传导阻滞。

【病因】

(1) 补钾量过大、速度过快是常见原因。

(2) 急性肾衰竭时由于无尿，影响了钾的排出，导致高钾血症。

【诊断标准】

1. 临床表现

(1) 心率缓慢、心律失常、传导阻滞，严重者致心脏停搏。心电图表现为 T 波高尖、QT 间期延长、QRS 间期延长、PR 间期延长。

(2) 四肢乏力、麻木，甚至软瘫。

(3) 大量输库血。

2. 实验室检查

血清钾＞5.5mmol/L。

【治疗原则】

(1) 立即停止一切钾盐的摄入。

(2) 使用钙剂迅速对抗高血钾对心肌的抑制作用，可用 10%葡萄糖酸钙溶液，成人 10～20ml 缓慢静脉注射，儿童按体重相应减少用量。

(3) 碱化血液，促使血清钾迅速向细胞内转移，成人可用 5%碳酸氢钠溶液 30～100ml 快速静脉注射或静脉滴注。

(4) 用 25%葡萄糖 200ml +胰岛素 12U，缓慢静脉滴注或用微量泵输入，当葡萄糖转化为糖原时，能将 K^+转移至细胞内。

(5) 迅速利尿，使钾随尿排出，肾衰竭者用腹膜透析或血液透析。

(三) 低钠血症

钠是细胞外液中的主要阳离子，其作用是维持细胞外液渗透压，调节酸碱平衡，维持循环血量稳定，维持正常的神经肌肉兴奋性。血清钠正常值为 135～145mmol/L。

【病因】

(1) 长期低盐饮食。

(2) 长期应用利尿药。

(3) 大量利尿使钠排出增加。

(4) 体外循环后血液稀释及补钠不足。

【诊断标准】

1. 临床表现

(1) 轻者感觉疲乏无力、头晕。

(2) 重者眼花、恶心、呕吐、脉搏细速、血压不稳或下降、眼窝下陷及静脉萎缩。

2. 实验室检查

血清钠＜135mmol/L。

【治疗原则】

原则上是缺多少补多少。一般先补充一半，其余再依据化验结果逐渐补充。

补钠量的计算公式：补钠量（mmol/L）=[140mmol/L－实测值（mmol/L）]×体重（kg）×0.6（女性×0.5）（1g 钠相当于 17mmol）。

（四）高钠血症

主要由于水的丢失超过钠的丢失或钠的摄入超过水的摄入引起。高钠血症的症状具有非特异性，由渗透压升高的程度和高渗形成的速度决定，主要表现为中枢神经系统症状，与低钠血症相比，高钠血症的预后较差。

【病因】

(1) 水丢失过多，包括经肾外和经肾丢失。

(2) 水转入细胞内。

(3) 钠输入过多。

(4) 肾排钠减少。

【诊断标准】

1. 临床表现

(1) 早期主要症状为口渴、尿量减少、软弱无力、恶心呕吐和体温升高。

(2) 晚期则出现脑细胞失水的临床表现，如烦躁、易激惹或精神淡漠、嗜睡、抽搐或癫痫样发作和昏迷。

2. 实验室检查

血清钠＞150mmol/L。

【治疗原则】

首先是尽可能去除病因或针对病因进行治疗。如缺水应立即让患者饮水即可纠正高钠血症。对于失水过多性和钠排泄障碍所引起者则采取不同的方法治疗。

（五）低钙血症

血清钙正常值：2.25～2.75mmol/L。

【原因】

(1) 体外循环血液稀释。

(2) 大量输血。

(3) 碱中毒。

【诊断标准】

(1) 神经肌肉兴奋性增强，如阵发性肌痉挛、全身肌肉紧张、手足抽搐。

(2) 心功能受抑制、心律失常或血压下降。

(3) 小儿低钙时的临床表现更为明显，常见为手足抽搐症。

【治疗原则】

(1) 10%葡萄糖酸钙溶液 l0ml 或 5%氯化钙溶液 20ml 缓慢静脉注射。

(2) 纠正碱中毒。

(3) 儿童用药量相应减少。

(六) 低镁血症

血清镁正常值：成人 0.7～1.15mmol/L，儿童 0.6～0.8mmol/L。

【诊断标准】

(1) 神经肌肉兴奋性增强，如焦急、谵妄、震颤、手足抽搐等症状。

(2) 心律失常。

【治疗原则】

10%硫酸镁溶液 10ml 或 25%硫酸镁溶液 5ml 加入 5%葡萄糖溶液 500ml 内，缓慢静脉滴注，必要时重复。

第四节　ICU 辅助技术

一、机械辅助循环

机械辅助循环（MCS）装置是连接于心脏或植入心脏内，承担部分或全部心功能的多种装置的总称，广义上包括主动脉内球囊反搏（IABP）、心室辅助装置（VAD）、全人工心脏（TAH）及体外膜肺氧合（ECMO）等。机械辅助循环装置可用于左心室辅助、右心室辅助及双心室辅助，临床上左心室辅助较常用。

一般而言，当患者的心脏无法为全身提供足够的氧供以维持终末器官的正常功能，且内科治疗无效时，就应考虑进行辅助循环。植入 MCS 装置的传统血流动力学指标包括：收缩压＜80mmHg，平均动脉压＜65mmHg，心指数＜2.0L/(min·m^2)，左心房或肺毛细血管楔压＞20mmHg 和体循环阻力＞2100dyn/(s·cm^5)。

随着血泵技术的进步和病例选择的完善，MCS 的指征也在不断变化。目前，按照 MCS 的用途，其适应证可以分为如下三大类。

(1) 心肌恢复之过渡（BTR）为短期辅助，时间短于 1 个月。用于治疗各种急性心源性休克，心室功能有可能恢复的患者，包括心脏术后低心排综合征、心肌梗死后心源性休克、急性心肌炎、顽固室性心律失常及其他情况。可采用的装置包括 IABP、ECMO、离心泵、LVAD 等。

(2) 心脏移植之过渡（BTT）为中长期辅助，辅助时间 30 天～1 年以上。用于适合心脏移植的各种终末期充血性心衰（CHF）患者，他们在获得心脏供体前病情恶化，移植前需要 MCS；约 5%的患者在辅助后心室功能恢复，可拔除装置，免予移植。

(3) 永久植入（DT）长期植入 MCS 装置，从而替代心脏移植。适用于患有不可逆性 CHF，但不适合心脏移植的患者。DT 面临的最大威胁是感染、血栓栓塞和机械 故障。

二、主动脉内球囊反搏

主动脉内球囊反搏（IABP）是当前最易植入、应用最广泛的 MCS 装置。其原理是通过动脉系统在降主动脉内左锁骨下动脉开口远端植入一根带球旗的导管，用心电触发及控制形成同步反搏。心脏舒张期球囊充气，挤出与球囊容积相等的血液，使球囊近心端的主动脉舒张压升高，提高冠状动脉灌注压，增加心肌供血；心脏收缩期主动脉瓣开放的瞬间球囊排空，主动脉压力下降，降低心脏后负荷和心脏射血阻力，降低心肌耗氧量。

有效的 IABP 可使心脏负荷做功减轻 20%～40%，改善血流动力学，增加心脏恢复的机会。

IABP 通常采用经皮穿刺或股动脉切开的方法植入。如果有股动脉植入的禁忌(如主动脉瘤或严重的周围血管疾病)，可以使用开胸经升主动脉的途径植入。

临床最常用的导管直径为 8.5～9.0F，带有一个 40ml 容积的球囊。球囊放置的理想位置在左锁骨下动脉开口远端，肾动脉水平之上。X 线胸片有助于确定球囊位置。

使用过程中可以通过静脉注射肝素或皮下注射低分子肝素来抗凝。

1. 适应证

(1) 心脏手术后低心排综合征。

(2) 围手术期心肌缺血。

(3) 原发性心功能不全。

(4) 乳头肌断裂导致的急性二尖瓣反流。

(5) 心脏移植前的过渡治疗。

(6) 协同心室辅助装置使用。

(7) 冠心病心肌梗死及其并发症的抢救。

2. 禁忌证

(1) 主动脉瓣关闭不全，尤其是中、重度关闭不全。

(2) 主动脉夹层，主动脉瘤及窦瘤破裂者，其他主动脉损伤。

(3) 严重出血倾向合并出血性疾病，尤其是脑出血。

(4) 心脏停搏，严重心律失常，以及终末期心肌病。

(5) 不可逆性脑损害。

(6) 心内畸形矫治不满意。

(7) 周围血管病变放置球囊导管有困难。

(8) 恶性肿瘤发生远处转移。

3. 触发模式

(1) 心电图触发　最常用的模式。当心率＞150 次/分时，IABP 反搏效率降低；房颤时可以使用。

(2) 压力触发　心电图触发不连续时使用。也可在应用电刀的情况下使用。当收缩压＞50mmHg，心律不规则时，不建议使用。

(3) 起搏器触发　房颤顺序起搏或心室起搏的情况下使用。要求心律为 100%起搏。

(4) 内部触发　当患者心脏没有排血能力时使用。以固定的频率触发；收缩压＜50mmHg 时可以使用。

4. 并发症

(1) 血管损伤。

(2) 植入不当，导致内脏缺血或主动脉瓣反流。

(3) 由 IABP 置管在动脉内造成的物理性梗阻、血栓形成或血管远端栓塞而导致的肢体远端缺血，是最为常见和严重的并发症。

(4) 主动脉夹层导致内脏和肢体缺血。

(5) 与装置本身相关的球囊破裂、血栓形成，以及球囊残留在血管内。
(6) 血小板破坏导致的血小板减少症。
(7) 球囊放入下腔静脉内。
5. 撤除指征
(1) 心指数＞2L/(min·m²)。
(2) 收缩压＞90mmHg。
(3) 心律规则，心率＜90 次/分。
(4) 尿量＞1～1.5ml/(kg·h)。
(5) 正性肌力药物用量减到可允许的较低剂量范围内。

三、体外膜肺氧合

体外膜肺氧合(ECMO)是将血液引流至体外，经膜肺氧合后，由血泵输入体内，通过长时间的转流，对呼吸和/或循环衰竭的患者进行支持，维持机体氧供，去除体内 CO_2 以保证机体代谢。ECMO 用于短期辅助，可减少呼吸机的使用及相关并发症，保持血液的正常氧合，降低心肌氧耗，改善全身灌注，减少正性肌力药物用量，为心肺功能的恢复赢得时间。

1. 适应证
(1) 术后因心肌顿抑导致心功能衰竭，不能脱离体外循环。
(2) 心脏术后出现肺水肿或合并可逆性肺高压。
(3) 心肌炎、冠状动脉痉挛等所致的急性心衰。
(4) 心脏移植或心室机械辅助装置植入前的辅助治疗。
(5) 心、肺移植术后心、肺功能不全或肺高压危象。
(6) 各种原因引起的严重急性肺损伤。
(7) 药物或呼吸机治疗无效的新生儿顽固性肺动脉高压。
(8) 应用于某些气道手术和神经外科等手术。
2. 应用指征
(1) 循环支持指征
①心排指数＜2.0L/(m²·min)已超过 3h。
②代谢性酸中毒，BE＜–5mmol 已超过 3h。
③平均动脉压过低，新生儿＜40mmHg，婴幼儿＜50mmHg，儿童或成人＜60mmHg。
④尿量＜0.5ml/(kg·h)。
⑤手术畸形矫正满意，使用大剂量血管活性药物效果不佳，难以脱离体外循环。
(2) 呼吸支持指征
①肺氧合功能障碍，PaO_2＜50mmHg 或肺泡–动脉氧分压差($DA\text{-}aO_2$)＞62mmHg。
②急性肺损伤，PaO_2＜40mmHg，pH 值＜7.3 已达 2h。
③机械通气 3h 后，PaO_2＜55mmHg(吸入氧浓度 100%)，pH 值＜7.3。
④机械通气期间出现严重气道损伤。
3. 禁忌证
(1) 体重低于 2kg，胎龄不足 32 周的新生儿。

（2）长时间机械通气治疗（新生儿 10 天，成人 7 天），导致肺组织纤维化和严重气压伤等不可逆改变。

（3）长时间休克状态：持续代谢性酸中毒，BE＜－5mmol 超过 12 小时；持续尿量＜0.5ml/（kg·d）超过 12 小时。

（4）不可逆性肺疾患，近期又无移植治疗的机会，如广泛肺纤维化。

（5）有明显出血倾向，特别是颅内出血。

（6）多器官功能衰竭。

（7）不可逆性脑损害。

（8）严重感染或晚期恶性肿瘤。

4. 抗凝治疗

（1）ECMO 全程使用肝素抗凝。

（2）肝素首剂（插管前）用量 100IU/kg。

（3）辅助开始后，每小时追加肝素 5～30IU/kg，使 ACT 维持在 140～160 秒（中空纤维氧合器）或 180～220 秒（硅胶氧合器）。

（4）适当应用止血类药物，如氨基乙酸、抑肽酶，以减少出血。

5. 撤除指征

（1）ECMO 灌注流量减少至正常血流量的 10%～25%时，血流动力学仍维持稳定。

（2）正性肌力药物用量减到可允许的较低剂量范围内。

（3）心电图无心律失常或心肌缺血的改变。

（4）X 线胸片正常，肺顺应性改善，气道峰值下降。

（5）膜肺的吸入氧浓度已降至 21%，机械通气的吸入氧浓度＜50%，吸气峰压（PIP）＜30cmH_2O，呼气末正压（PEEP）＜8cmH_2O，血气正常。

（6）ECMO 支持 7～10 天后有下述情况时，应终止并撤除辅助。

①不可逆性脑损伤。

②顽固性出血。

③肺部不可逆损害。

④其他重要脏器功能衰竭。

6. 并发症

（1）出血 颅内出血。

（2）多器官功能衰竭。

（3）感染。

（4）神经功能障碍。

（5）血栓、栓塞。

（6）溶血。

（7）技术故障。

7. 清醒 ECMO 适应证

（1）神志清楚，四肢活动良好，气道自洁能力强。

（2）血流动力学稳定。

（3）器官及组织灌注良好。

(4) 血清乳酸浓度小于 3mmol/L，尿量大于 1ml/(kg·h)。

(5) 胸部 X 线片无明显肺淤血及其他病理表现。

(6) 氧合指数＞200mmHg。

8. 清醒 ECMO 的益处

(1) 改善通气/血流比值不匹配和肺不张。

(2) 利于静脉回流和动脉充盈。

(3) 可能减少机械通气诱发膈肌功能障碍和呼吸机相关肺炎。

(4) 患者可以用言语和医护人员及家属交流和进食饮水；更容易进行康复锻炼。

9. 清醒 ECMO 的害处

(1) 增加氧耗，可能加重缺氧和加剧胸膜压的变化。

(2) ECMO 可以满足氧合需要和/或明显降低 $PaCO_2$，一部分患者自体肺泡通气量下降，反而致肺不张。

(3) 管理患者的难度大大增加。

(4) 一旦 ECMO 装置异常、心衰出现/加重以及食管压(代替胸膜压)出现危急值，需要紧急二次插管。

四、连续性肾脏替代治疗

肾脏替代治疗(RRT)是利用血液净化技术清除体内代谢产物，以替代受损的肾功能以及对脏器功能起保护支持作用的治疗方法，基本方法有三类，即血液透析(HD)、血液滤过(HF)和血液透析滤过(HDF)。临床上一般将单次治疗持续时间≥24 小时的 RRT 称为连续性肾脏替代治疗(CRRT)。

ICU 病房应用 CRRT 的指征主要有两大类，一是重症患者并发肾功能损害；二是非肾脏疾患或肾功损害患者的重症状态，主要用于器官功能不全支持、稳定内环境、免疫调节等。

1. 治疗指征

(1) 非梗阻性少尿(尿量＜200ml/12h)。

(2) 无尿(尿量＜50ml/12h)。

(3) 重度代谢性酸中毒(pH 值＜7.1)。

(4) 质血症(BUN＞30mmol/L)。

(5) 药物过量。

(6) 高钾血症(K^+＞6.5mmol/L)或血钾迅速升高。

(7) 怀疑与尿毒症有关的心内膜炎、脑病、神经系统病变或肌病。

(8) 严重钠离子紊乱(血 Na^+＞160mmol/L 或＜115mmol/L)。

(9) 利尿治疗无效的水肿(尤其是肺水肿)。

(10) 无法控制的高热(直肠温＞39.5℃)。

(11) 病理性凝血障碍需要大量血制品。

符合上述标准中任何 1 项，即可开始 CRRT，而符合两项时必须开始 CRRT。

2. CRRT 的抗凝

2012 年改善全球肾脏病预后组织(KDIGO)指南抗凝推荐：

（1）对于没有出血高危或凝血功能障碍且未接受有效全身抗凝治疗的患者，建议采用以下抗凝措施。

①对于间断RRT的抗凝，推荐使用普通肝素或低分子量肝素，而非其他抗凝措施——1C。

②对于CRRT的抗凝，如果患者没有枸橼酸抗凝禁忌证，建议局部枸橼酸抗凝而非肝素——2B。

③对于有枸橼酸抗凝禁忌证的患者CRRT期间的抗凝，建议普通肝素或低分子量肝素，而非其他抗凝措施——2C。

（2）对于出血高危患者，如果未使用抗凝治疗，推荐CRRT期间采取以下抗凝措施。

①对于没有枸橼酸禁忌证的患者，建议CRRT期间使用局部枸橼酸抗凝，而不应使用其他抗凝措施——2C。

②对于出血高危患者，建议CRRT期间避免使用局部肝素化——2C。

（3）枸橼酸抗凝禁忌证

①肝功能衰竭失代偿的患者。

②肌肉容量明显减少的患者。

③血游离钙低下、严重高钠血症或严重代碱患者。

④体外循环血流量不稳定的患者。

（4）抗凝方法：肝素全身抗凝、无肝素抗凝、枸橼酸抗凝。

①无出血风险的重症患者进行CRRT时，可采用全身抗凝；肝素首次负荷剂量2000～5000IU静脉注射，维持剂量500～2000IU/h；或负荷剂量25～30IU/kg静脉注射，然后以5～101U/（kg·h）的速度持续静脉输注，每4～6h监测APT，维持在正常值的1～1.4倍。

②有出血风险，或存在活动性出血、血小板＜60×10^9/L、NR＞2.0，APTT＞60秒，或24h内曾发生出血的患者，接受RRT治疗时，应考虑局部抗凝，如无相关技术和条件时可采取无肝素抗凝剂方法。

③枸橼酸抗凝方法（见附录：枸橼酸钠抗凝剂使用参考手册）。

3. CRRT过程中的监测

（1）血流动力学　持续监测神志、心律、心率、血压、CVP、尿量等临床指标。

（2）体液量监测　目的在于恢复患者体液的正常分布。

（3）凝血功能监测　应用抗凝剂时易发生出血。应密切观察患者皮肤黏膜出血点、伤口和穿刺点渗血情况，以及胃液、尿液、引流液和大便颜色等。定期行凝血检查，及时调整抗凝剂量和发现HIT综合征。

（4）血电解质和酸碱平衡监测对可能出现电解质紊乱及酸碱失衡，定期监测处理。

【并发症】

1. 抗凝相关并发症

如出血（胃肠道、穿刺点、尿道）和肝素诱导的血小板减少症。

2. 导管相关并发症

如感染、栓塞、动静脉瘘、心律失常、气胸、局部疼痛、管路脱开、血管撕裂等。

3. 体外管路相关并发症

如透析膜反应：缓激肽释放、恶心、过敏反应；气体栓塞。

4. 治疗相关并发症

如低体温、贫血、低血容量、低血压；酸碱平衡失调、电解质紊乱：低磷血症、低钾血症；药物动力学改变等。

5. 出现下述严重并发症应及时处理

(1) 低血压。

(2) 感染。

(3) 血小板数量减少。

第五节 镇痛镇静

1. 镇痛镇静的必要性

镇痛镇静的必要性见图 9-1。

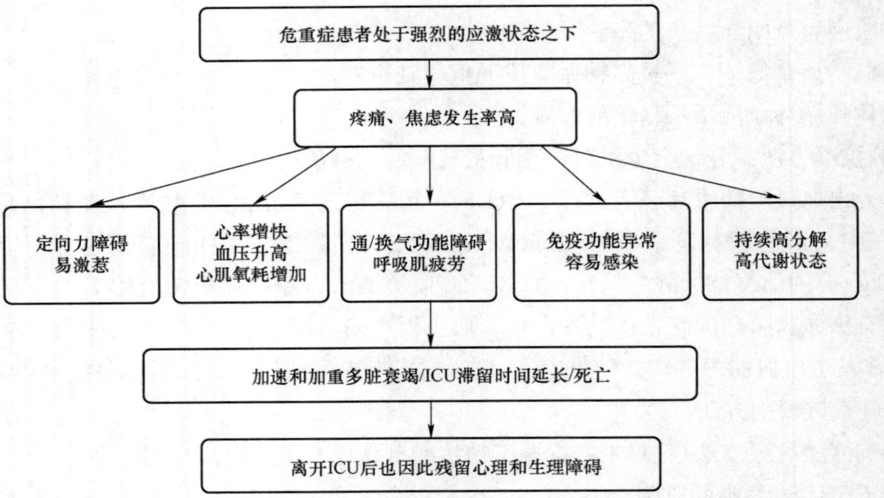

图 9-1 镇痛镇静的必要性

2. 根据器官功能水平制定镇静目标

镇静目标为早期深镇静，中后期浅镇静，见表 9-1。

表 9-1 早期深镇静，中后期浅镇静

评估参数		器官功能失代偿期 急性重症期	器官功能代偿期 恢复期
呼吸功能	PEEP（cmH_2O）	≥10	<10
	MV（L/min）	≥26	<26
	PPLAT（cmH_2O）	≥30	<30
	P/F	≤200	>200
循环功能	肾上腺素量[μg/(kg·min)]	≥0.05	<0.05
	$ScvO_2$（%）	≤70	>70

续表

评估参数		器官功能失代偿期 急性重症期	器官功能代偿期 恢复期
CNS	GCS	≤8	>8
	ICP（mmHg）	≥20	<20
镇静目标		深镇静	浅镇静

3. 2017 年《中国心脏重症镇静镇痛专家共识》指出

①对心脏外科术后常规短期镇静的目标是使患者达到“镇静，能唤醒且服从指令”的状态，SAS 评分 3～4 分或 RASS 评分 0～−2 分。目标镇静治疗不仅可以使患者达到理想的镇静状态，而且可以避免镇静过度导致的机械通气及监护时间延长（图 9–2）。

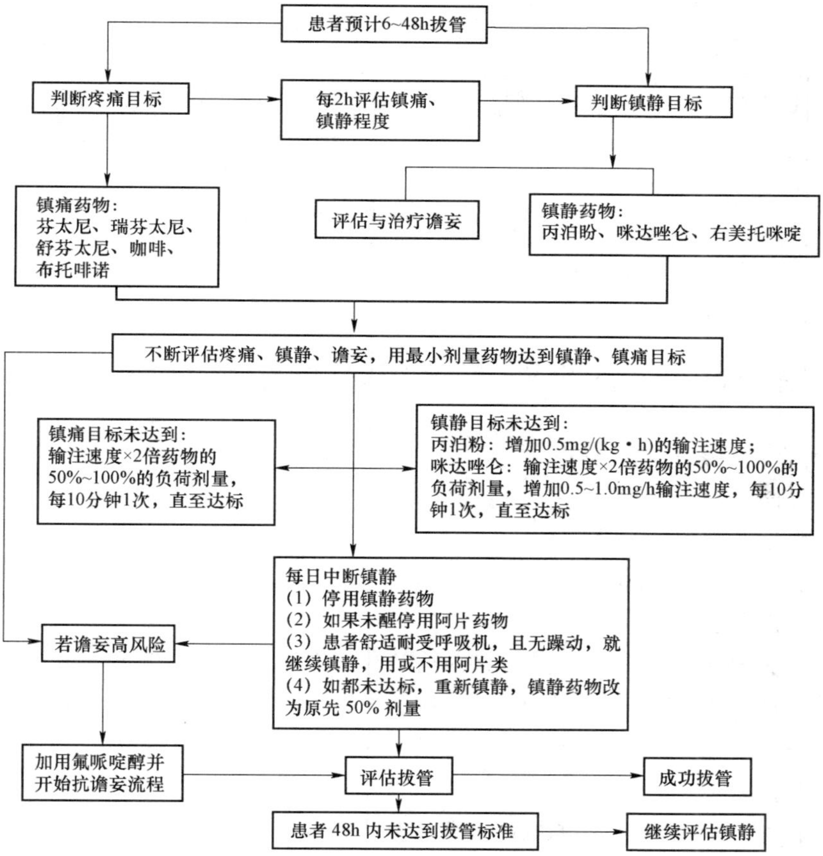

图 9–2　心脏外科术后短期拔管镇静镇痛推荐流程图

②对心脏外科术后延迟机械通气患者：此时镇静的目的为治疗基础疾病并对心脏进行保护与调整，预计辅助呼吸时间较长，可以采用长程镇静治疗。所有措施以治疗基础疾病为主，同时给予心脏保护及一定的调整时间，可使用半衰期长、对循环影响小的镇静镇痛药物组合。

③循环性休克患者的镇静镇痛（图 9–3）

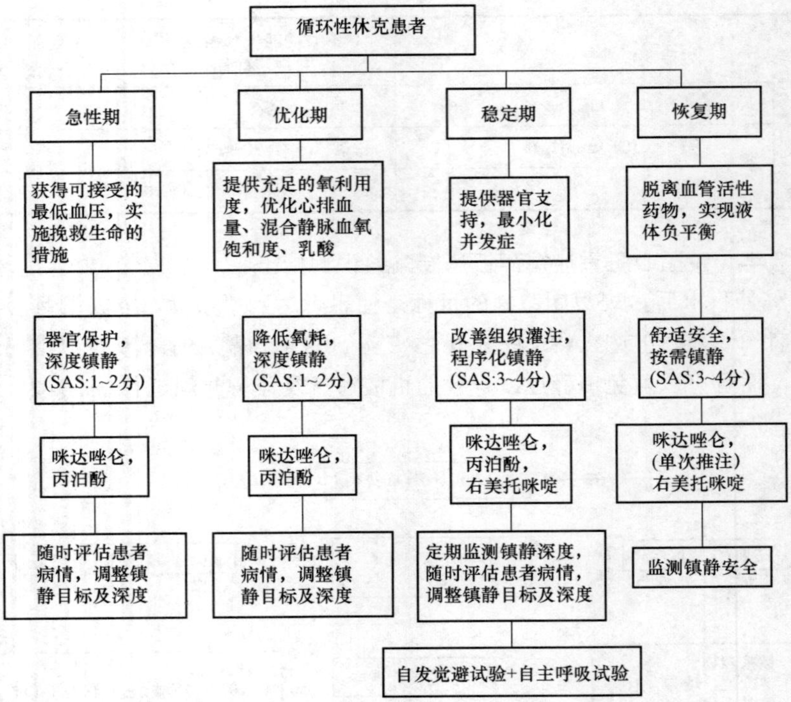

图 9-3　循环性休克患者 4 个阶段的镇静流程　SAS：躁动评分

第六节　各种手术类型术后循环管理方案

1. 心外科 ICU 患者循环特点

(1) 心功能不全或受损的比例高(代偿状态)。

(2) 心律失常。

(3) 有效循环容量波动较大。

(4) 外科机械性因素。

(5) 体温波动对心率、外周阻力及静脉血管容量影响大。

(6) 围手术期刺激多，通过神经体液机制影响循环。

(7) 低温、体外循环、深度麻醉以及过敏因素导致神经体液及自身调节紊乱。

2. 循环管理目标

(1) 遵循“个体化标准”的原则：根据患者基础疾病、术后状态等具体问题具体分析。

(2) 维护心功能。

(3) 确保重要脏器的血流灌注。

(4) 避免高血压导致的出血及脏器损伤。

3. 动脉导管未闭的循环管理

(1) 导管闭合后，体循环血量增加，适当控制容量。

(2) 术后早期暂时性血压升高，扩血管降压治疗。

4. 房间隔或室间隔缺损的循环管理

(1) 房缺修补后左心容量负荷增加，控制入量。

(2) 室缺修补后左心后负荷增加，降低外周阻力。

(3) 避免心脏过胀，适当提高心率(90～100 次/分)。

5. 法洛四联症术后的循环管理

(1) 控制入量，防止灌注肺或左心衰；胶体(血浆、白蛋白等)为主，急性渗出期监测血浆胶体渗透压。

(2) 降低左心后负荷，但保证脏器灌注压。

(3) 强心，适当提高心率，增加心排血量。

6. 瓣膜病术后的循环管理

(1) 控制入量，避免前负荷过高；CVP 6～10mmHg，LAP 8～12mmHg，补液速度不宜过快过多，术后早期每天维持负平衡。左心室肥厚，舒张功能减低者，应适当增加入量，保证左心室充盈压。

(2) 收缩功能不全应扩血管，降低后负荷；左心室肥厚特别是流出道肥厚者应适当提高血压。

(3) 适当提高心率，特别是左心室小的术前二尖瓣狭窄患者，而对于心功能良好的左心室肥厚者应减慢心率保证左心室充盈时间。

7. 冠心病术后的循环管理

(1) 心率控制在 80～90 次/分以内，室壁瘤切除患者应提高心率(80～100 次/分)；避免心律失常。

(2) 大部分搭桥后心功能增强，避免因低血容量导致的心率快，血压波动(CVP8～12mmHg)，及时补充容量。

(3) 确保桥流量及脏器灌注，血压(后负荷)维持高水平(MBP70～90mmHg)。

8. 主动脉手术后的循环管理

(1) 积极补充容量，输液速度及量无需严格控制；血制品及胶体用量大。

(2) 根据病情控制血压范围。

(3) 对于心功能受损者注意术后早期维护心功能。

附　　录*

一、胸膜腔穿刺术

【适应证】

1. 诊断性穿刺，已确定积液的性质。

2. 穿刺抽液或抽气以减轻对肺脏的压迫或抽吸脓液治疗脓胸。

3. 胸腔内注射药物或人工气胸的治疗。

【操作方法】

1. 体位　患者取坐位，面向椅背，两手前臂平放于椅背上，前额伏于前臂上。不能起床者，可取半坐卧位，患侧前臂置于枕部。

2. 穿刺点定位

①胸腔穿刺抽液：先进行胸部叩诊，选择实音明显的部位进行穿刺，常选择：肩胛下脚线 7～9 肋间，腋后线 7～8 肋间，腋中线 6～7 肋，腋前线 5～6 肋间。

②包裹性胸腔积液：X 射线及超声波定位。

③气胸抽气减压：患侧锁骨中线第 2 肋间或腋中线 4～5 肋间。

3. 消毒　解开穿刺包，戴无菌手套，检查穿刺包内器械，注意穿刺针是否通畅，铺盖消毒孔巾。

4. 局部麻醉　2%普鲁卡因 2ml，在穿刺点肋骨上缘作自皮肤到胸膜壁层的局部麻醉。

5. 穿刺　先用止血钳夹住穿刺针后的橡皮胶管，以左手固定穿刺部位局部皮肤，右手持穿刺针(用无菌纱布包裹)，沿麻醉部位经肋骨上缘垂直缓慢刺入，当针锋抵抗感突然消失时表示针尖已进入胸膜腔，接上 50ml 注射器。由助手松开止血管，助手同时用止血钳协助固定穿刺针。抽吸胸腔液体，注射器抽满后，助手用止血钳夹紧胶管，取下注射器，将液体注入容器中，计量并送化验检查。抽液量首次不超过 600ml，以后每次不超过 1000ml。

【后期处理】

1. 抽液完毕后拔出穿刺针，覆盖无菌纱布，稍用力压迫片刻后以胶布固定，嘱患者静卧休息。

2. 观察穿刺后反应，应听诊双肺呼吸音，注意观察有无并发症，如气胸、肺水肿等。如果患者出现呼吸困难，应立即听诊呼吸音，拍摄床旁胸片，及时给予处理。

二、ECMO 安装及撤除的手术操作流程

(一) 经股动-静脉安装及撤除 ECMO 的手术操作流程

【安装】

1. 确定左或右侧置管，在相应侧股动脉切口区域常规消毒铺巾。

2. 利多卡因局部浸润麻醉，沿股动脉走形方向切开皮肤。

---

* 附录中列举的内容仅供临床医师参考。

3. 充分游离、显露股动脉、静脉；在动、静脉走形方向切开皮肤。

4. 以 5-0prolene 线在股静脉前壁缝双重荷包线，并分别套硅胶管。

5. 临时阻断股静脉近、远心端。

6. 在荷包线内切开股静脉前壁，显露静脉管腔。

7. 自切口处置入 ECMO 的心房引流管，开放股静脉近心端阻断钳，沿静脉管腔将心房引流管送入右心房内，暂时夹闭心房引流管的远端。

8. 开放股静脉远心端阻断钳，用硅胶管束紧荷包线，去除股静脉的预置阻断带。

9. 临时阻断股动脉近、远心端，作股动脉前壁纵切口。

10. 开放股动脉近心端阻断钳，自切口处向股动脉近心端置入 ECMO 的动脉灌注管，并用近心端预置的阻断带固定动脉灌注管。

11. 充分排气后分别将心房引流管、动脉灌注管与 ECMO 的引流管与泵管连接，开始辅助。在动脉灌注管与泵管之间预置带分叉接头的连接管。

12. 将一段输血器管直接连接在动脉灌注管与泵管之间的分叉接头上，充分排气。

13. 开放股动脉远心端阻断钳，自股动脉切口处向远心端置入输血器管，并用预置的阻断带固定。

14. 彻底止血，并间断缝合表层皮肤，固定好心房引流管、动脉灌注管及输血器管。清洁皮肤切口，并加盖敷料。

15. 注意观察置管侧下肢的皮温、皮色，以防肢体缺血。

【撤除】

1. 常规消毒铺巾，利多卡因局部浸润麻醉，切开原切口，充分显露股动脉、股静脉。

2. 充分游离、显露股动、静脉；在动、静脉附近，远心端预置阻断带。

3. 去除硅胶管，松解股静脉前壁的荷包线，临时阻断股静脉远心端。

4. 停止 ECMO 辅助，并夹闭心房引流管及动脉灌注管。

5. 拔出心房引流管，并临时阻断股静脉近心端。

6. 收紧股静脉前壁两重荷包线并打结，开放股静脉近、远心端阻断钳。

7. 撤出固定输血管的股动脉远心端阻断带，拔出输血器管，临时阻断股动脉远端。

8. 撤除固定动脉灌注管的股动脉近心端阻断带，拔出动脉灌注管，临时阻断股动脉近心端。

9. 用 5-0prolene 线吻合股动脉切口，开放股动脉远、近心端阻断钳。

10. 去除预置阻断带，创口清洁、止血，逐层缝合切口。

（二）股动脉–股静脉 ECMO 安装及撤除的操作流程图

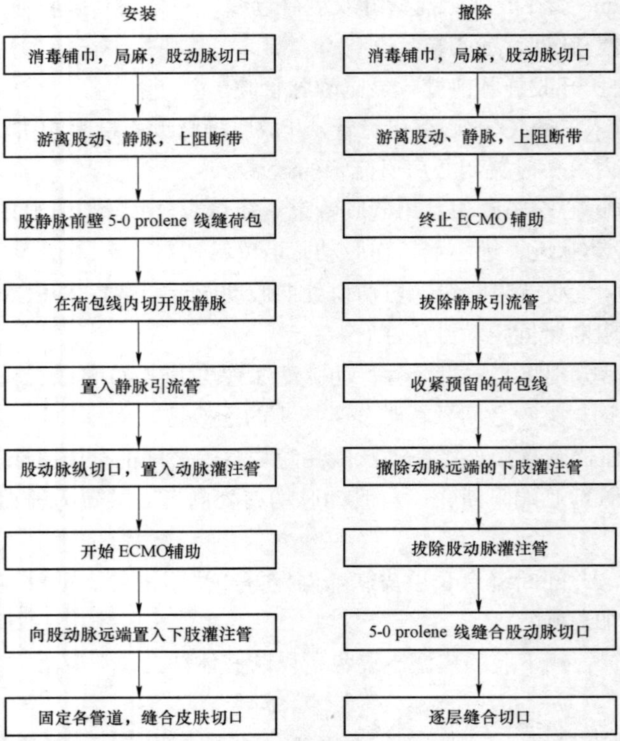

（三）发绀型先天性心脏病患者入院处理流程

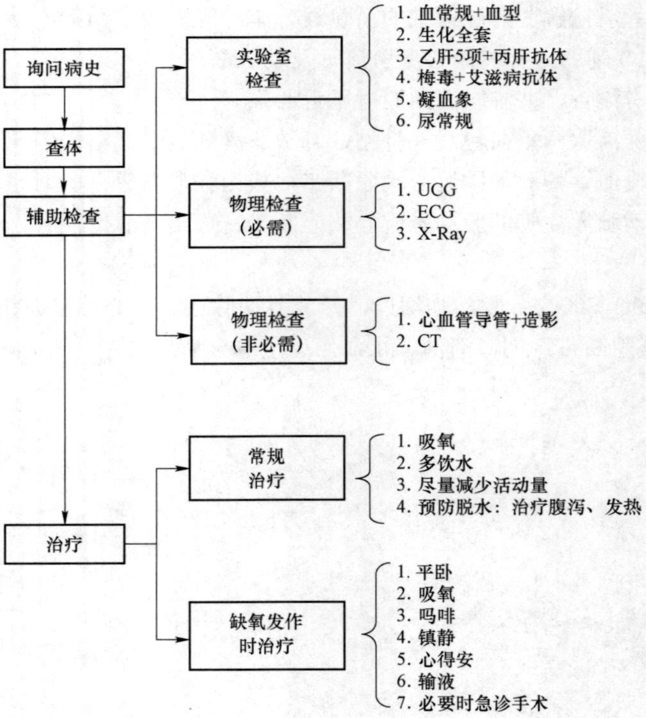

（四）冠心病患者入院处理流程

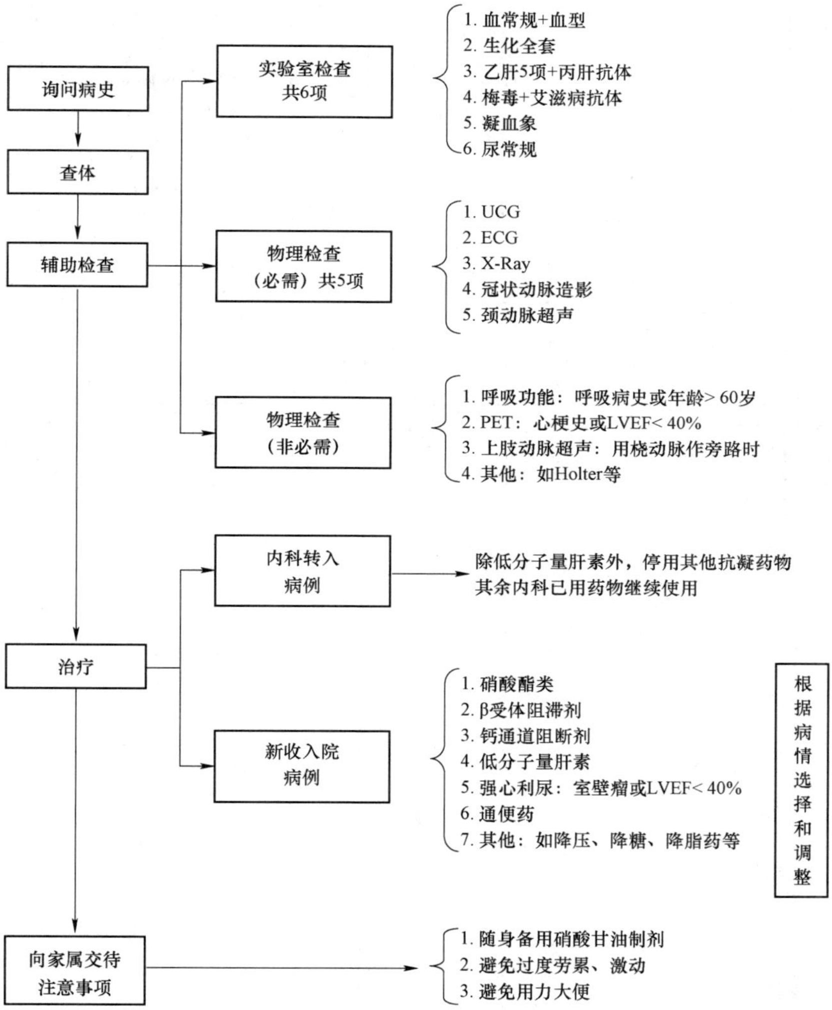

(五) 华法林抗凝过度的处理规范*

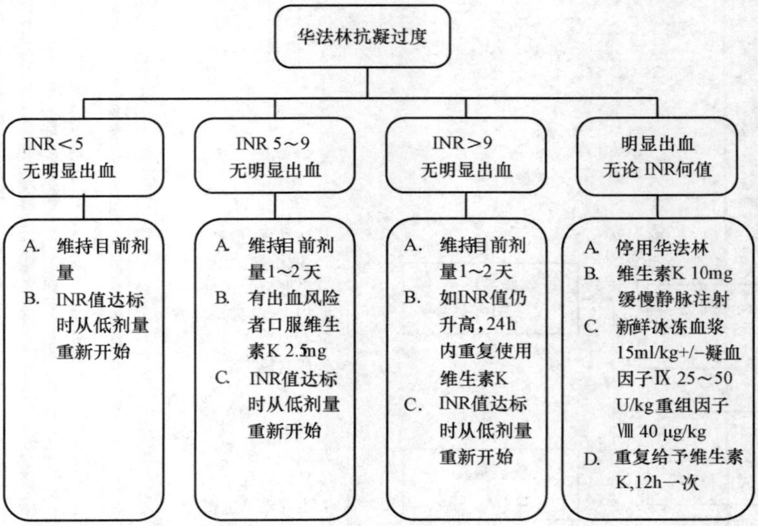

(六) 药物**、食品及膳食添加剂与华法林的相互作用

增强(INR 升高)	抑制(INR 降低)	无影响
对乙酰氨基酚	硫唑嘌呤	酒精(不合并肝脏疾病)
酒精(合并肝脏疾病)	巴比妥酸盐	抑酸剂
胺碘酮	波生坦	阿替洛尔
合成代谢类固醇	卡马西平	头孢唑啉
阿司匹林	氯氮卓酮	法莫替丁
阿奇霉素	消胆胺	呋塞米
水合氯醛	环孢素	布洛芬
西酞普兰	双氯西林	酮咯酸
安妥明	奈夫西林	美托洛尔
地尔硫䓬	雷帕明	尼扎替丁
非诺贝特	硫糖铝	雷尼替丁
氧氟沙星		万古霉素
氟伐他汀		
吉非罗齐		
洛伐他汀		
甲硝唑		
奥美拉唑		
苯妥英钠		
普罗帕酮		
心得安		
舍曲林		
辛伐他汀		
曲马多		
食品和草木添加剂		
鱼油	鳄梨	绿茶
葡萄柚	人参	
芒果	绿叶蔬菜	
	含维生素 K 的复合维生素	
	豆浆	

* 由于西方人与中国人的种族差异，本表中的药物剂量不一定适合中国患者，处理规程仅供临床医师参考。引自：INR Reversal Protocol. In: Bojar RM. Manual of Perioperative Care in Adult Cardiac Surgery. 5th Ed. Hoboken, New Jersey: Wiley-Blackwell; 2011.

** 指心外科患者的部分常用药物。引自：Ansell J, Hirsh J, Hylek E, et al. Pharmacology and management of the vitamin K antagonists: American College of Chest Physicians Evidence-Based Clinical Practice Guidelines (8th Edition). Chest. 2008; 133(6 Suppl): 160S-198S.

（七）心脏外科ICU常用静脉泵入药物的规格、配制及用法*

药品名称	规格(支)	配制方法	剂量或用法
多巴胺	20mg/2ml	(kg×3) mg 加 NS 至 50ml	2～20μg/(kg•min)
多巴酚丁胺	20mg/2ml	(kg×3) mg 加 NS 至 50ml	2～20μg/(kg•min)
肾上腺素	1mg/1ml	(kg×0.03) mg 加 NS 至 50ml	0.01～0.3μg/(kg•min)
去甲肾上腺素	2mg/1ml	(kg×0.03) mg 加 NS 至 50ml	0.01～0.3μg /(kg•min)
异丙基肾上腺素	1mg/2ml	(kg×0.03) mg 加 NS 至 50ml	1～10μg/min 0.02～0.1μg/(kg•min)
垂体后叶素	6U/1ml	24U 加 NS 至 50ml	0.3～0.9U/min 或 0.5～1.5U/min
硝普钠	50mg(粉剂)	(kg×0.3) mg 加 GS 至 50ml	0.5～10μg/(kg•min)
乌拉地尔(利喜定、压宁定)	25mg/5ml	100mg 加 NS 至 50ml 或 250ml 原液(50ml)	首剂 15～50mg 维持 9mg/h
硝酸甘油	5mg/1ml	(kg×0.3) mg 加 NS 至 50ml	0.5～10μg/(kg•min)
硝酸异山梨酯(爱倍)	10mg/10ml	50mg 加 NS 至 50ml	起始量 30μg/min 根据病情加量
胺碘酮	150mg/5ml	600mg 加 GS 至 50ml	首剂 75～150mg/次(注射时间不少于 5min) 600～1800mg/天
艾司洛尔	200mg/2ml	(kg×3) mg 加 NS 至 50ml	首剂 20mg 维持 0.05～0.3mg/(kg•min)
丙泊酚(静安)	500mg/50ml	1 支(50ml)	首剂 20～50mg 维持 0.3～4mg/(kg•h)
咪唑安定＋芬太尼	15mg/3ml	60mg 咪唑安定＋1mg 芬太尼，加 NS 至 60ml	首剂 2～5mg 维持 0.03～0.3mg/(kg•h)
胰岛素	400U/10ml	100U 加 NS 至 50ml	0.4～12U/h
利多卡因	200mg/10ml 100mg/5ml	600mg 加 NS 至 50ml	首剂 50～150mg，1～4mg/min
氨茶碱	0.25g/2ml	0.5g 加 NS 至 30ml	首剂 5～6mg/(kg•h) 维持 0.5mg/(kg•h) 12h 后 0.25mg/(kg•h)

注：1. NS. 生理盐水；GS. 葡萄糖溶液；U. 单位；kg. 患者体重

2. 配制硝普钠和胺碘酮必须用 GS，其余药物均可用 GS 或 NS 配制

三、枸橼酸钠抗凝剂使用参考手册

（一）适用患者人群

无枸橼酸钠使用禁忌的 CRRT 患者。

（二）操作流程

STEP 1：机器型号与治疗模式及参数选择(遵照医嘱)。

STEP 2：管路预冲及医疗用物准备(遵照医嘱)。

STEP 3：常规药品准备

①枸橼酸钠抗凝剂(200ml：8g/袋)；

* 本表仅供临床医师参考

②10%葡萄糖酸钙（Ca－GS）或 10%氯化钙（$CaCl_2$）；

③置换液：成品含钙置换液。

◆ $NaHCO_3$ 调整建议如下：

置换液速度（L/h）	5%$NaHCO_3$ 速度（ml/h）
2	25～30
2.5	30～50
3	55～65

STEP 4：管路连接

(1) 将枸橼酸钠抗凝剂经输液泵连接在血滤管路的动脉端，即血泵前，越接近患者越好。

(2) 将 10%葡萄糖酸钙经微量注射器泵连接至血滤管路静脉端，即静脉壶后。

SETP5：速度与剂量设定

(1) 常规情况下置换液流速 2000～3000ml/h。

(2) 设定血流速度为：建议 100～200ml/min。

（建议开始治疗时血流量可设置为 80～100ml/min，如患者生命体征稳定，可逐步增加血流量到 150～200ml/min。）

设定枸橼酸钠抗凝剂的初始剂量速度为：CRRT 血流速度的 2%～2.5%（1.2～1.5 倍）设定补钙的剂量速度。

10%Ca－GS，约为枸橼酸钠抗凝剂速度的 6.1%。

10%$CaCl_2$，约为枸橼酸钠抗凝剂速度的 2%。

例如：

血液流速（ml/min）	枸橼酸钠抗凝剂泵速（ml/h）	10%Ca－GS（ml/h）	10%$CaCl_2$（ml/h）
100	120～150	7.3～9.2	2.4～3
120	144～180	8.8～11.0	2.9～3.6
150	180～225	11.0～13.7	3.6～4.5
180	216～270	13.1～16.5	4.3～5.4

SETP6：监测离子钙浓度

(1) 体外：静脉标本（滤器后补钙前）离子钙维持在 0.2～0.4mmol/L。

(2) 体内：动脉标本（外周血或动脉血）离子钙维持在 1.0～1.2mmol/L。

保持“体外低体内正常”的钙离子浓度监测频度：

第一天：开始每 2h 监测一次离子钙，共 4 次；随后每 4h 监测一次，共 4 次；第二天及以后：每 6～8h 监测一次。

时间	1	2	3	4	5	6	7	8	9	10	11	12	13	14	15	16	17	18	19	20	21	22	23	24
监测点		●		●		●		●				●				●				●				●

备注：初次使用者建议开始每小时监测一次，随时掌握患者情况。

SETP7：速度与调整

(1) 枸橼酸钠抗凝剂输注速度调整

体外离子钙	枸橼酸钠抗凝剂输注速度调整
＜0.2mmol/L	↓ 5ml/h
0.20～0.40mmol/L	不变
0.41～0.50mmol/L	↑ 5ml/h
＞0.50mmol/L	↑ 10ml/h

(2) 钙输注速度调整

体内离子钙	$CaCl_2$ 速度调整	10%Ca－GS 速度调整
＞1.45mmol/L	↓ 2ml/h	↓ 6.1ml/h
1.21～1.45mmol/L	↓ 1ml/h	↓ 3.1ml/h
1.0～1.2mmol/L	不变	不变
0.9～1.0mmol/L	↑ 1ml/h	↑ 3.1ml/h
＜0.9mmol/L	1mg/L 推注， ↑ 2ml/h	31mg/kg 推注， ↑ 6.1ml/h

(三) 注意事项

(1) CRRT 开始前(2h 内)测定基础离子钙浓度。若离子钙＜1.0mmol/L，考虑在 CRRT 前补充 Ca^{2+}。

(2) 每次更换输液部位或管路后，1～2h 内应监测离子钙浓度。

(3) 血泵停止数分钟以上，须关闭枸橼酸泵(防止枸橼酸进入患者体内)及钙泵(防止过量钙进入患者体内)。

(4) 任何原因(如诊断、更换导管、 手术、凝血或更换管路等)停止 CRRT，在重新开始时，按照停止前的速度设置枸橼酸钠抗凝剂及钙。

(5) 适当降低血流量，以降低枸橼酸蓄积和护理负荷。

(四) 枸橼酸钠抗凝剂使用中可能出现的问题及处理方法

(注：几乎所有枸橼酸钠抗凝过程不良反应的发生都是由于操作不当所引起的，因此通过及时纠正和合理操作是可以避免和处理的。)

(1) 代谢性碱中毒

主要原因：置换液中 5%碳酸氢钠输入过量；枸橼酸螯合物进入体内转化为 HCO_3^-(每 10ml 4%枸橼酸钠抗凝剂将代谢出 7ml 5%碳酸氢钠)；

处理方法：需要确认枸橼酸钠抗凝剂输注部位是否正确，有无直接进入患者体内调整置换液配方(减少 5%碳酸氢钠输注量)以降低代谢性碱中毒和高钠血症的发生；保证有效抗凝情况下，降低枸橼酸钠抗凝剂泵速 25%，2～4h 后测定 HCO_3^-，若测定结果仍不正常，再次降低枸橼酸钠抗凝剂泵速 25%；增加酸负荷：生理盐水(pH 5.4)。

(2) 高钠血症

处理方法：需要确认枸橼酸钠抗凝剂输注部位是否正确，有无直接进入患者体内保证有效抗凝情况下，降低枸橼酸钠抗凝剂泵速25%，2～4h后测定血Na^+，若测定结果仍不正常，可输5%GS。

(3) 低钙血症　没有补充足够Ca^{2+}。

(4) 高钙血症　罕见，见于严重肝衰者。

(5) 枸橼酸蓄积　总钙增加，而游离钙不变或降低（总钙/游离钙＞2.5）；

枸橼酸蓄积主要原因：枸橼酸负荷超过肝脏代谢及CRRT清除能力。

治疗方法：需要确认枸橼酸钠抗凝剂输注部位是否正确，有无直接进入患者体内适当降低血流量，以降低枸橼酸蓄积和护理负荷；降低枸橼酸钠抗凝剂速度或停止枸橼酸抗凝剂10～30分钟，然后按照之前70%的速度开始；注意是否忽略大量输血时血浆中的枸橼酸负荷。

相对禁忌：枸橼酸钠抗凝剂过敏的患者、合并严重肝功能障碍、低氧血症（动脉氧分压＜60mmHg）和/或组织灌注不足、代谢性碱中毒的挤压综合征伤员应谨慎选择枸橼酸局部抗凝。

注意：①虽然枸橼酸可以代谢成碳酸氢根，但枸橼酸是酸根刚开始应用时不能迅速代谢，所以刚开始2h内碳酸氢钠用量仍按原量用。

②为了减少枸橼酸与置换液中钙的结合，建议应用枸橼酸抗凝时置换液设定为后置换。